超海
拾贝

# 超声病例分享
# 和读书笔记

主编　傅先水

副主编　张华斌　王　巍

科学技术文献出版社
SCIENTIFIC AND TECHNICAL DOCUMENTATION PRESS
·北京·

图书在版编目（CIP）数据

超声病例分享和读书笔记／傅先水主编. —北京：科学技术文献出版社，2020.12（2023.11重印）

ISBN 978-7-5189-7216-6

Ⅰ.① 超… Ⅱ.① 傅… Ⅲ.① 超声波诊断—病案 Ⅳ.① R445.1

中国版本图书馆 CIP 数据核字（2020）第 197527 号

**超声病例分享和读书笔记**

策划编辑：张 蓉 责任编辑：吕海茹 陶文娟 责任校对：张吲哚 责任出版：张志平

| | | |
|---|---|---|
| 出 版 者 | 科学技术文献出版社 | |
| 地 址 | 北京市复兴路15号 邮编 100038 | |
| 编 务 部 | (010) 58882938，58882087（传真） | |
| 发 行 部 | (010) 58882868，58882870（传真） | |
| 邮 购 部 | (010) 58882873 | |
| 官 方 网 址 | www.stdp.com.cn | |
| 发 行 者 | 科学技术文献出版社发行 全国各地新华书店经销 | |
| 印 刷 者 | 中煤（北京）印务有限公司 | |
| 版 次 | 2020 年 12 月第 1 版 2023 年 11 月第 5 次印刷 | |
| 开 本 | 889×1194 1/32 | |
| 字 数 | 269千 | |
| 印 张 | 10.625 | |
| 书 号 | ISBN 978-7-5189-7216-6 | |
| 定 价 | 98.00元 | |

# 前　言

　　收录于本书的文章，是笔者近几年发表于"华斌的超声世界"公众号上的病例分享、文献笔记和小讲座，以及一些有关超声专业的观点和讨论等，涉及内容主要是肌骨、甲状腺和淋巴结等。这些文章不受制于专业论文的固定格式，可以采用更灵活和更实用的形式来分享和表达观点，也可以把散见于文献中的知识和病例汇集起来，进行比较、甄别和吸收、批评，以一种更容易消化的方式提供给读者；有时也把不同的研究结论和观点罗列出来，并给出笔者工作中积累的资料，由大家进行自由判断和讨论。

　　书稿中的文章，有的是针对一个专题的系列讲座，如桥本甲状腺炎和淋巴瘤等的鉴别诊断，也有的是一些散在的和少见的病例。在笔者看来，这些文章的价值有限，有的是很肤浅的认识，有的观点也可能是片面的和盲人摸象式的感受，只不过"华斌的超声世界"是完全公益的平台，本着狗尾续貂的心态，不揣冒昧的发出来就了事了。但在科学技术文献出版社编辑老师们的一再鼓励和催促下，加上张华斌教授的推荐和建议，这些文章竟要结集出书，这令笔者又惶恐又夹杂着欣慰和感谢。

　　文章在公众号登出时，是零碎的、即兴的、过目就忘的，犹如素颜的丑媳妇在街巷里匆匆而过，如今要出书，对笔者来说，如同时过境迁后变得更老的丑媳妇乔装打扮一番，登上一个亭子让公婆们评点，其尴尬之情可知。

　　本书由笔者的同事王巍副主任花了大量时间和精力进行汇集、整理，并在编辑的帮助下进行文献核对、合并、归类，以及不少文字错误的改正。文章在公众号登出时，张华斌教授曾对很多内容进行了补充、修改，以及病例完善等，一些热心的网友也曾在留言中进行了指正和补充，借此机会，谨对上述专家和同道们表示感谢，并请读者批评指正！

傅光水

2020 年 9 月

# 目  录

## 第一章 肌 骨

## 第二章 甲状腺

# 第三章　淋巴结

4

# 第一章　肌　骨

# 第一节　浅囊滑囊炎：体表隆起性包块

　　人体多数的滑囊位于肌腱（或韧带）深方与附着的骨面之间，内可有少量滑液，来减少在运动过程中肌腱（韧带）与附着处骨面的摩擦，这个作用类似于汽车的机油。此外，这些滑囊连同相邻的脂肪垫，能在面对外力的冲击时，对肌腱（或韧带）和骨骼起到缓冲保护作用。因此，在生理状态下，使用高频探头可显示这类滑囊内的极少量滑液。根据位置分类，此类滑囊称为深囊（deep bursae）。

　　人体还有一些滑囊位于皮下，称为浅囊（superficial bursae）。这类滑囊在生理状态下不能显示，因而容易被忽视。当某种诱因使这些滑囊受到刺激出现滑囊炎时，有些超声医生可能会诊断为其他"肿物"。因此，与深囊不同的是，在行浅囊超声检查时，需根据对解剖位置的了解，去"想象"它们的存在。浅囊滑囊炎（superficial bursitis）若在急性期没有及时治疗，或刺激因素继续存在，可演变为慢性滑囊炎，引起囊壁滑膜组织增生、滑囊部分实变，这时疼痛感消失或弱化，呈现为体表隆起的肿物，更易误诊。浅囊滑囊炎在急性期通过抽吸囊内积液、注入类固醇激素，配合加压包扎，多可治愈，此法虽简单却疗效确切。尽管如此，在临床上也发现不少患者会错过最好的治疗时机，或因被误诊为其他肿物而行不必要的手术。

　　浅囊多位于骨骼隆起处，如髌前滑囊和髌下浅囊，分别位于髌骨和胫骨粗隆的浅方与皮下之间，尺骨鹰嘴滑囊位于尺骨鹰嘴浅方。人在摔跤时或遭受其他外力冲击时，这些隆起处的骨骼首当其冲容易受到损伤，滑囊的存在一定程度上缓解了外力伤害。而位于跟腱浅方的滑囊即跟前皮下囊（subcutaneous calcaneal bursa），则缓解了鞋子后带对跟腱的挤压和摩擦，对跟腱起到保护作用，所以跟前皮下囊滑囊炎常好发于穿靴子的女性。这些隐秘的、看似不重要的解剖结构，可能是在漫长岁月中，人类直立行走进化的产物。

图 1-1-1 为髌下浅囊滑囊炎实物图。

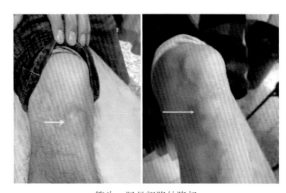

箭头：胫骨粗隆处隆起

**图1-1-1**　髌下浅囊滑囊炎实物图

病例 1　髌下浅囊滑囊炎（图 1-1-2）。

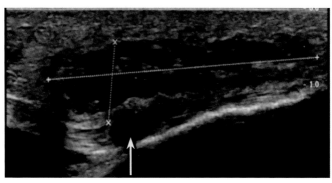

光标：髌下浅囊滑囊炎，箭头：髌腱下止点处的各向异性伪像

**图1-1-2**　髌下浅囊滑囊炎声像图

调整声束角度扫查，可见髌腱结构未见异常、伪像消失（图 1-1-3）。

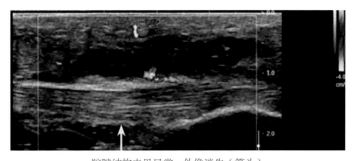

髌腱结构未见异常，伪像消失（箭头）

**图1-1-3** 髌下浅囊滑囊炎彩色多普勒声像图

因延误诊治，患者髌下滑囊滑膜增生，几乎全部实变（图 1-1-4）。

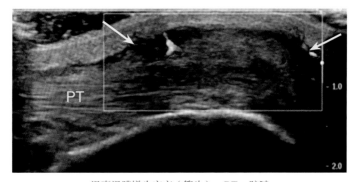

滑囊滑膜增生实变（箭头）；PT：髌腱

**图1-1-4** 髌下浅囊滑囊炎彩色多普勒声像图

病例 2　外伤所致的髌下浅囊滑囊炎，急性出血期，目前为注射药物的最佳时机（图 1-1-5）。

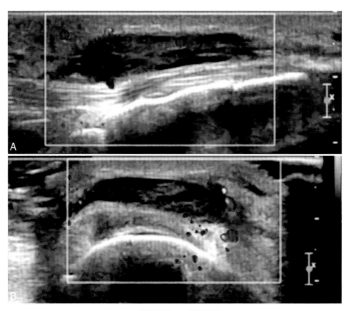

A.纵切面；B.横切面

**图1-1-5**　外伤所致髌下浅囊滑囊炎急性出血期彩色多普勒声像图

全景超声可观察髌腱全程及滑囊的位置和毗邻关系（图 1-1-6）。

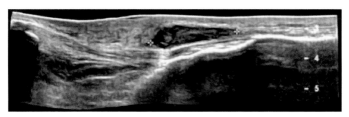

**图1-1-6**　外伤所致髌下浅囊滑囊炎急性出血期全景声像图

# 第二节　浅囊滑囊炎：髌下浅囊滑囊炎的鉴别诊断

上节介绍，正常人的髌下浅囊不显示，但深囊可显示，可根据髌下深囊的位置想象髌下浅囊的位置（图 1-2-1）。

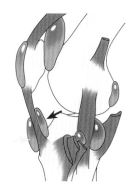

髌下深囊和髌下浅囊中间隔着远端髌腱；
黄箭头：髌下浅囊，红箭头：髌下深囊

**图1-2-1　膝关节滑囊矢状面解剖示意**

当然图 1-2-1 画得比较夸张，实际上声像图看到的正常人生理状态下的深囊是深约 1 mm 的小片状积液（图 1-2-2）。

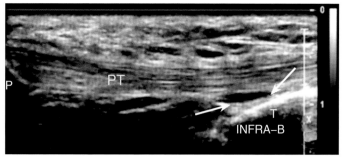

髌腱全程及髌下深囊（箭头）；P：髌骨，髌腱上止点处，PT：髌腱，T：胫骨粗隆，髌腱下止点处，INFRA-B：髌下深囊

**图1-2-2　正常髌下深囊全景声像图**

根据图 1-2-1 和图 1-2-2，可以很容易看出髌下浅囊的位置。

浅囊滑囊炎的诱因与深囊滑囊炎不同。深囊滑囊炎最常见的诱因是运动负荷大或长期劳损（overuse），其次为系统性疾病如类风湿关节炎、痛风、银屑病、强直性脊柱炎等。浅囊滑囊炎的诱因以外力直接撞击、挤压为主，因此，急性期抽出的多为血性液体，少数为衣服或鞋子过紧反复摩擦。但有的患者因穿着太紧的硬牛仔裤运动，使髌下浅囊处反复刺激导致髌下浅囊滑囊炎，此类积液就非血性的了。如果就诊不及时，急性期过后，滑膜组织增生，囊内可呈多发分隔甚至呈蜂窝状回声，此时易误诊为海绵样血管瘤。

鉴别诊断：髌下浅囊滑囊炎、髌下深囊滑囊炎，Hoffa 脂肪垫肿胀，髌腱下止点断裂或肿胀，胫骨结节骨软骨炎（Osgood-Schlatter 病）等，痛点和本病症状相似，均可在胫骨粗隆处出现隆起，熟悉解剖、临床特点和相关声像图表现后，根据超声检查可轻易做出鉴别。

病例1 患者男性，28 岁，常跑步、打篮球。主诉：膝下正中肿、痛。查体：髌腱下段触痛、肿胀（图 1-2-3）。

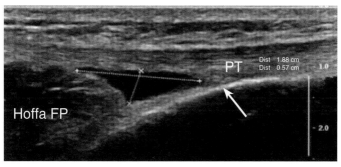

髌腱未见异常，髌下深囊积液约1.9 cm×0.6 cm（光标），髌腱深方脂肪垫肿胀，浅囊未显示；Hoffa FP：髌腱深方脂肪垫，PT：髌腱，箭头：胫骨粗隆

**图1-2-3 髌腱中下段长轴切面声像图**

该患者的症状主要由脂肪垫肿胀充血引起，滑囊炎次之。患者滑囊壁薄，未见滑膜组织增生，此类滑囊炎多症状轻微，

休息后可缓解，注入少量肾上腺皮质激素即可治疗。这是一种最"理想"的滑囊炎，而实际遇到的病例多数是囊内积液和滑膜组织增生并存，如下例。

病例2 患儿男，2岁，膝下方局部磕碰后10天。查体：胫骨粗隆处肿胀隆起，触痛（图1-2-4）。

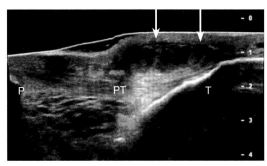

髌下浅囊滑囊炎，呈蜂窝状回声（箭头），可见髌腱及其上、下止点的髌骨和胫骨；P：髌骨，T：胫骨

**图1-2-4** 髌下浅囊滑囊炎全景声像图

髌下浅囊滑囊炎囊内的低回声，可能为凝血块，也可能为增生的滑膜，彩色多普勒超声可帮助鉴别，如下方病例。

病例3 患者女性，84岁，膝关节骨性关节炎病史。膝前下区肿痛、包块（图1-2-5，图1-2-6）。

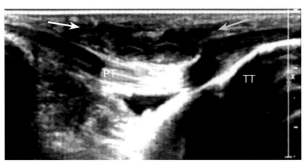

髌腱长轴切面示髌腱下止点处肿胀，髌下深囊少量积液；髌下浅囊肿大呈蜂窝状（箭头）；PT：髌腱，TT：胫骨结节

**图1-2-5** 髌下浅囊滑囊炎并髌下深囊滑囊炎声像图

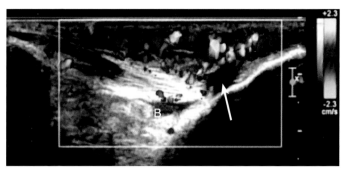

髌下浅囊病灶内血流丰富，髌腱末端充血；B：髌下深囊滑囊炎，箭头：各向异性伪像

**图1-2-6** 髌下浅囊滑囊炎并髌下深囊滑囊炎彩色多普勒声像图

图 1-2-6 提示滑囊内实性回声以滑膜组织增生充血为主，而非凝血块。切勿诊断为软组织血管瘤（后者探头加压和松开交替时有血流挤出和充盈现象）。图中箭头所指的各向异性伪像，易误诊为髌腱断裂。字母"B"处亦可见内壁凸起的滑膜组织。

横切面扫查髌腱末端，伪像消失，见髌腱末端增厚（图1-2-7）。

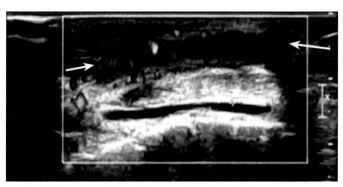

髌腱末端横切面示髌腱增厚（光标），伪像消失，箭头所指为髌下浅囊滑囊炎，髌腱深方片状液体为髌下深囊滑囊炎

**图1-2-7** 髌下浅囊滑囊炎并髌下深囊滑囊炎彩色多普勒声像图

该患者髌腱末端病、浅囊滑囊炎、深囊滑囊炎并存。肾上腺皮质激素可注入滑囊，但勿注入肌腱内，否则易导致肌腱

变性。髌腱没有腱鞘，髌腱浅囊滑囊炎和深囊滑囊炎，连同Hoffa脂肪垫肿胀，被称为腱围炎（peritendinitis），腱围炎和髌腱炎可同时发生，也可各自单独发生。

病例 4　髌腱炎伴髌下深囊滑囊炎。胫骨粗隆处隆起、触痛（图 1-2-8）。

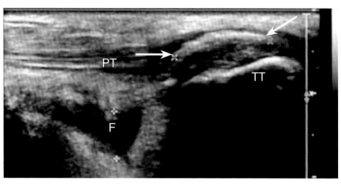

髌腱下止点处明显肿胀（箭头），内见大块钙化，同时可见髌下深囊积液，囊壁滑膜明显增厚；PT：髌腱，F：髌下深囊积液，TT：胫骨结节

**图1-2-8　髌腱炎伴髌下深囊滑囊炎声像图**

该患者没有伴发浅囊滑囊炎。类似的情况也可发生于跟腱，跟腱的附着处也有浅囊和深囊。

小测验：患儿男，9岁，膝下触痛。沿髌腱长轴扫查，图 1-2-9 中绿箭头和红箭头各是什么？

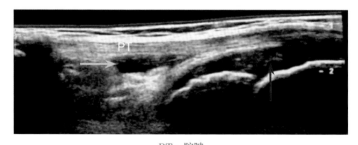

PT：髌腱

**图1-2-9　髌腱长轴声像图**

答：绿箭头是髌下深囊，红箭头是胫骨骨骺软骨。

# 第三节　浅囊滑囊炎：髌下浅囊滑囊炎的鉴别诊断（续）

本节继续介绍髌下浅囊滑囊炎的鉴别诊断。

髌腱远段及下止点处的断裂，若是牵拉断裂，裂口处的软组织可发现凹陷，通过直腿抬高试验及伸膝功能障碍等阳性体征，基本可做出判断。但当裂口出血较多时，尤其是车祸、击打等外力撞击造成的断裂，也可使胫骨结节前方肿胀凸起，需要与髌下浅囊肿大相鉴别。

病例 1　患者遭击打后，胫骨前方肿起"包块"、皮下淤血（图 1-3-1）。探头沿积血上移扫查发现髌腱下段断裂，裂口积血进入深方的髌下深囊（图 1-3-2）。

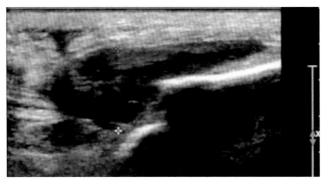

胫骨结节隆起处，上缘见囊实混合回声血肿

**图1-3-1　髌下浅囊肿大声像图**

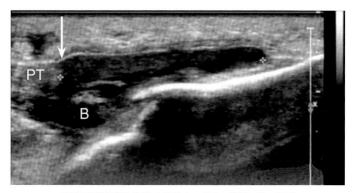

髌腱下段连续性中断（箭头）；PT：髌腱，B：滑囊

**图1-3-2 髌下浅囊肿大声像图**

病例2 本例也是相当于髌下滑囊的位置肿胀，为髌腱下端牵拉断裂造成，但此类出血较少（图 1-3-3）。

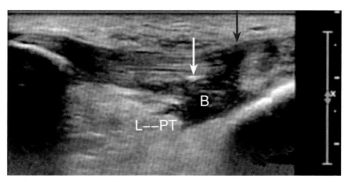

髌腱下止点处断裂（红箭头），裂口出血与髌下深囊贯通，邻近裂口偏上可见钙化（细箭头）；L--PT：左侧髌腱，B：滑囊

**图1-3-3 髌下滑囊肿胀声像图**

该患者髌腱下止点处断裂，裂口出血与髌下深囊贯通，邻近裂口偏上可见钙化，说明断裂前已有钙化性肌腱炎。

病例3 髌腱下段严重肿胀充血，肉眼观局部也呈现胫骨结节处的隆起（跳跃膝）（图1-3-4，图1-3-5）。

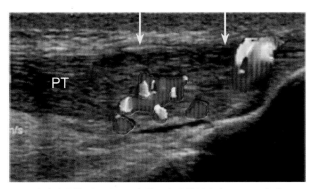

髌腱肿胀增厚，以下段为著，血流信号丰富；PT：髌腱

**图1-3-4** 髌腱下段严重肿胀充血彩色多普勒声像图

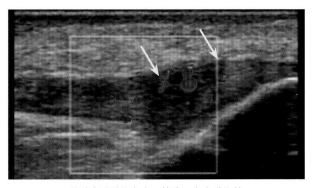

髌腱末端肿胀充血；箭头：充血肿胀处

**图1-3-5** 髌腱下段严重肿胀充血彩色多普勒声像图

膝关节髌骨前方的皮下有一滑囊，即髌前囊（prepatellar bursa），生理状态不显示，跪地伤时，该滑囊受刺激后可在一夜之间迅速肿大，是十分常见的滑囊炎。

病例 4　跪地伤所致髌前滑囊炎（图 1-3-6，图 1-3-7）。

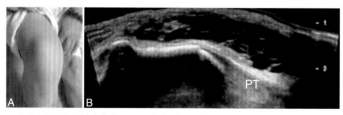

A.实物图示髌骨前方包块；B.二维超声髌骨纵切面扫查示囊壁结节样滑膜组织及蜂窝样回声；PT：髌腱

**图1-3-6　髌前滑囊炎实物图与声像图**

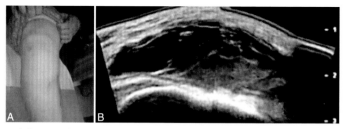

A.实物图示受伤初期可见皮下淤血；B.二维超声示出血期见囊内絮状回声

**图1-3-7　髌前滑囊炎实物图与声像图**

　　髌前滑囊炎积液或积血量较大时，"肿物"向下蔓延至髌腱上段浅方（图 1-3-6B），临床上要与髌腱上端断裂后的软组织肿胀和血肿相鉴别（图 1-3-8）。有时髌腱上段的严重肿胀充血也可使髌尖部隆起（图 1-3-9）。

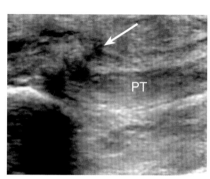

髌腱上止点处断裂（箭头），断端与血肿在髌尖部局部形成隆起"包块"；PT：髌腱

**图1-3-8　髌前滑囊炎声像图**

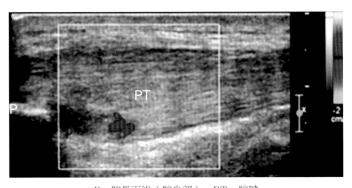

P：髌骨下缘（髌尖部），PT：髌腱

**图1-3-9** 髌腱上段肿胀充血彩色多普勒声像图

病例5 患者男性，24岁，军人，训练受伤1周，"巨型"的髌下浅囊滑囊炎。侧面观像驼峰（图 1-3-10 ～图 1-3-13）。

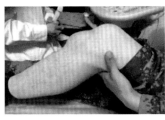

肿胀直径超过10 cm

**图1-3-10** 髌下浅囊滑囊炎实物图

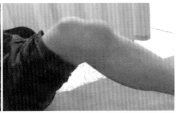

侧面观呈"驼峰征"

**图1-3-11** 髌下浅囊滑囊炎实物图

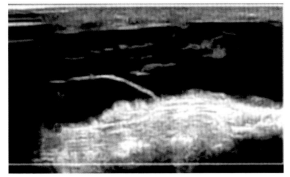

**图1-3-12** 髌下浅囊滑囊炎局部声像图

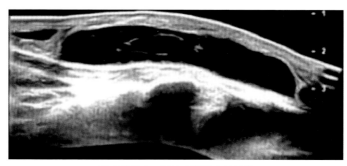

巨大滑囊炎，深方的髌腱未见异常

**图1-3-13　髌下浅囊滑囊炎全景声像图**

# 第四节　浅囊滑囊炎：颜值高不代表正确

　　与髌腱类似，跟腱的浅方和深方各有一滑囊。跟腱深囊滑囊炎常伴有跟腱末端病，较常见，多由超负荷的运动劳损引起，在痛风、类风湿关节炎等系统性疾病中也很常见。该处的浅囊滑囊炎相对少见，多数病例都是由于鞋的后帮太紧，使足跟处反复摩擦刺激所致；偶尔有外力直接撞击也可导致浅囊滑囊炎。由于有鞋帮的压迫，空间限制，使跟腱浅囊滑囊炎径值远远小于髌下浅囊滑囊炎和髌前滑囊炎的径值，但痛感却是跟腱浅囊滑囊炎更甚。

　　生理状态下，跟腱浅囊超声不显示，深囊多能显示，后者表现为在跟腱附着处的极少量液体（图 1-4-1）。

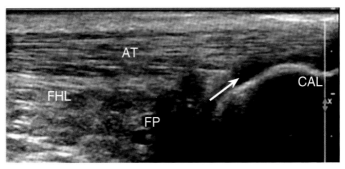

FHL：踇长屈肌，AT：跟腱，FP：脂肪垫，箭头：跟腱后滑囊，CAL：跟骨

**图1-4-1** 正常跟腱和跟腱后滑囊声像图

在图 1-4-1 中，跟腱浅囊不显示，其位置可根据以下 3 幅解剖示意图来"想象"（图 1-4-2 ~ 图 1-4-4）。

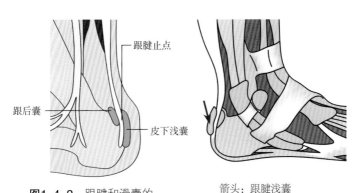

**图1-4-2** 跟腱和滑囊的解剖关系示意

箭头：跟腱浅囊
**图1-4-3** 踝的肌腱和滑囊解剖示意

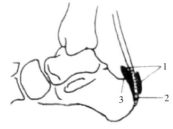

1：跟腱周围滑囊，2：跟腱，3：跟骨
**图1-4-4** 跟腱和滑囊解剖示意
资料来源：曲绵域，于长隆.运动实用医学.北京：北京大学医学出版社，2003

比较一下这 3 张解剖示意图。图 1-4-4 是运动医学鼻祖曲绵域教授手绘的草图，跟腱深囊大，跟腱浅囊小，而图 1-4-2 和图 1-4-3 相反。可见曲老画的图虽然颜值不比其余两图，却更科学。图 1-4-2 中跟腱浅囊的位置也不太准确，下列病例可以验证。

跟后肿、痛十分普遍。病因可能是跟腱浅囊滑囊炎、跟腱炎、跟腱深囊滑囊炎、跟骨骨质增生或骨侵蚀等，症状和体征差不多，它们可能是独自发生，也可能两个或多个并存。

病例 1　跟骨后深囊滑囊炎伴跟腱炎（图 1-4-5）。

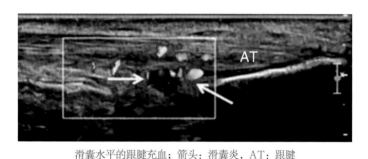

滑囊水平的跟腱充血；箭头：滑囊炎，AT：跟腱

**图1-4-5　跟骨后深囊滑囊炎伴跟腱炎彩色多普勒声像图**

病例 2　患者男性，30 岁，确诊强直性脊柱炎（图 1-4-6）。

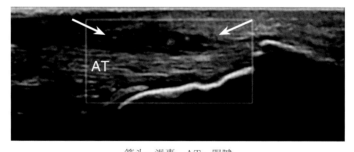

箭头：滑囊，AT：跟腱

**图1-4-6　跟腱浅囊滑囊炎彩色多普勒声像图**

病例3 外伤致跟腱浅囊滑囊炎，体表呈隆起结节（图1-4-7）。

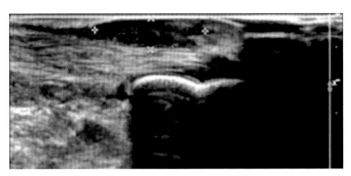

**图1-4-7** 跟腱浅囊滑囊炎声像图

病例4 太紧的硬鞋摩擦刺激引起的跟腱浅囊滑囊炎（图1-4-8）。

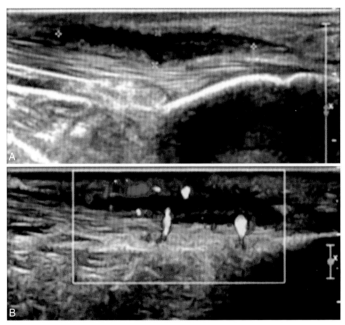

A.二维超声示滑囊积液伴内壁滑膜增厚；B.彩色多普勒超声示囊壁血流信号丰富

**图1-4-8** 跟腱浅囊滑囊炎声像图

病例 5　合并跟腱肿胀充血、跟腱骨化、跟骨骨质增生、跟腱深囊滑囊炎（图 1-4-9 ~ 图 1-4-11）。

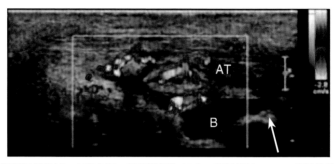

跟腱远段增厚、血流丰富，深囊滑囊炎（B），跟骨侵蚀，Kager脂肪垫肿大充血；AT：跟腱

**图1-4-9**　跟腱扫查彩色多普勒声像图

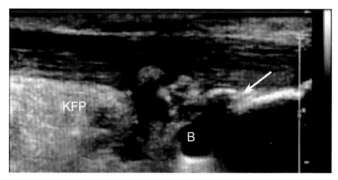

跟腱内钙化；KFP：脂肪垫肿大，B：滑囊炎，箭头：跟骨骨赘

**图1-4-10**　跟腱扫查声像图

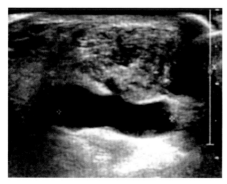

横切面扫查示跟腱肿胀呈圆形（正常为扁椭圆形）和深方的滑囊积液

**图1-4-11**　跟腱扫查声像图

# 第五节 痛风石——痛风进展期的特异性影像学征象

痛风石（英文 tophus，来自拉丁语，意思是"石头"，复数形式：tophi）是指长期高尿酸血症患者体内出现的尿酸盐晶体沉积物，主要以单钠尿酸盐结晶的形式沉积。痛风石是痛风患者的特征性病理表现。绝大多数有痛风石的患者都有急性关节炎的发作史。

痛风石一般会在痛风首次发作 3～42 年（平均为 10 年）后出现，它可以在关节、软骨、骨中形成，少数也可以在肾脏和鼻软骨内及全身其他任何部位形成。有的痛风石能够突破皮肤，表现为白色或黄白色的白垩质结节。痛风石也出现在老年痛风患者的病程早期。痛风石可以导致关节功能受限、骨破坏，尤其是在痛风治疗不成功时可能致残。采用标准药物治疗仍无法控制尿酸水平和症状的痛风，称为难治性慢性痛风，这类患者中痛风石的发生率非常高。

高频超声下痛风石一般显示为不规则的混合性软组织包块，内部常含有高回声区和低回声区，中央区域时而可见无回声的含液区。陈旧的痛风石后方可伴有回声衰减，但钙化很少见。彩色多普勒超声和能量多普勒超声可以显示痛风石内血流信号，血流信号较多提示病变处于急性炎症期。经过标准治疗后，部分痛风石可消失，部分可纤维化和瘢痕化（图 1-5-1～图 1-5-4）。

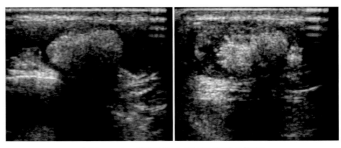

**图1-5-1　膝关节内侧痛风石声像图**

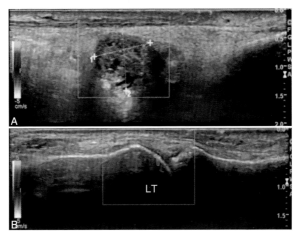

A.第一跖趾关节痛风石（光标）；B.跖趾关节透明软骨几近消失；LT：左侧第一跖趾关节

**图1-5-2　第一跖趾关节周围痛风石彩色多普勒声像图**

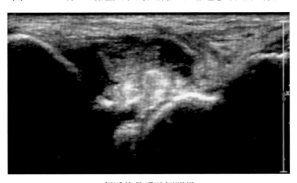

邻近的骨质破坏明显

**图1-5-3　腕关节周围痛风石声像图**

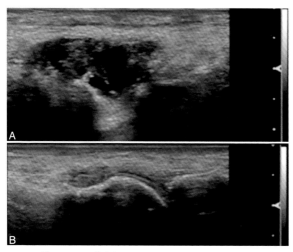

A.第一跖趾关节内侧痛风石；B.同时伴有"双轨征"

**图1-5-4　第一跖趾关节内侧痛风石声像图**

## 第六节　特殊部位痛风石声像图分享：霰

　　痛风石大家都很熟悉，最常见的发病部位为第一跖趾关节。但痛风严重的患者，痛风石可在各个关节广泛分布，甚至可沉积于肌腱内。

　　病例1　第一跖趾关节囊内痛风石（图1-6-1）。

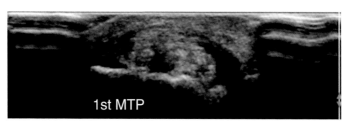

跖骨表面的泥沙样痛风石，聚集成团，伴轻微骨侵蚀；1st MTP：第一跖趾关节

**图1-6-1　第一跖趾关节囊内痛风石声像图**

病例 2　图 1-6-2 ～图 1-6-4 显示的肘后突起的包块，我们会首先想到尺骨鹰嘴滑囊炎，但这不是外伤，是痛风引起的，它的特点是包块双侧对称分布。

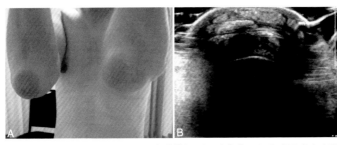

A.实物图；B.二维声像图。尺骨鹰嘴横切面示肿大的尺骨鹰嘴滑囊内充满泥沙样和斑状痛风石

**图1-6-2　尺骨鹰嘴滑囊炎实物图及声像图**

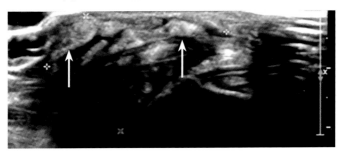

箭头：痛风石

**图1-6-3　尺骨鹰嘴滑囊内痛风石声像图**

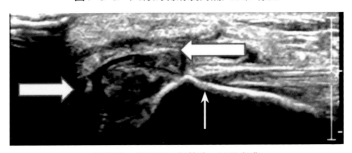

粗箭头：痛风石，细箭头：尺骨鹰嘴

**图1-6-4　尺骨鹰嘴滑囊内痛风石声像图**

病例3　多年痛风患者，无外伤史。胫前包块，有触痛（图1-6-5）。

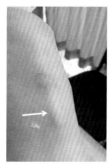

体表"包块"

**图1-6-5**　痛风石实物图

看实物图我们的第一印象应是髌下浅囊滑囊炎。超声检查示该包块为髌下浅囊内的痛风石，且髌腱内也有弥漫分布（图1-6-6）。

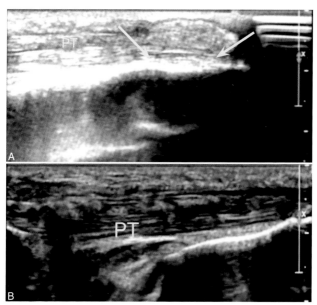

A.包块处为髌腱下止点处浅方泥沙样痛风石（箭头）；B.髌腱长轴切面示其内弥漫分布的泥沙样痛风石；　PT：髌腱

**图1-6-6**　皮下痛风石声像图

病例 4　髌腱的痛风石呈环状沉积，均匀，如一层霰粒洒在肌腱表面（图 1-6-7）。沙粒样的痛风石沉积于肌腱、软骨的表面，可以用一种天气现象——霰来形容。它像细密的盐粒，是下雪前经常看到的现象。

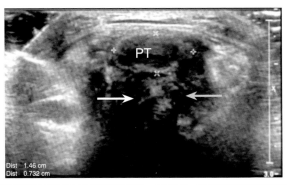

髌腱远段横切面示痛风石包绕髌腱呈一层亮环。在髌下脂肪垫内也有痛风石沉积（箭头）；PT：髌腱

**图1-6-7　髌腱痛风石声像图**

髌下脂肪垫是从事肌骨超声工作的医生应熟悉的一个解剖结构，它的充血、肿大或撕裂是引起膝关节前下区疼痛的原因之一（图 1-6-8）。髌腱内痛风石并不都是霰粒样，也可呈斑状，或二者同时存在，斑状的痛风石后方常伴声影（图 1-6-9）。

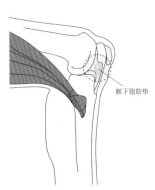

髌下脂肪垫

**图1-6-8　髌下脂肪垫解剖示意**

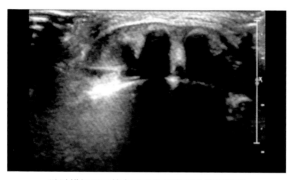

髌腱横切面示其内可见斑状和霰粒样痛风石

**图1-6-9** 髌腱内痛风石声像图

# 第七节 特殊部位痛风石声像图分享：霰（续）

除了尺骨鹰嘴滑囊和髌腱内，在肩峰下滑囊和肩袖内也可发现痛风石沉积。

病例 患者男性，38 岁。与本章第六节病例 2 介绍的尺骨鹰嘴滑囊炎合并痛风为同一例患者（图 1-7-1，图 1-7-2）。

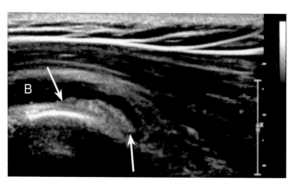

滑液及囊壁滑膜组织增厚（箭头），在增厚的滑膜组织内可见泥沙样痛风石；B：肩峰下滑囊

**图1-7-1** 左侧肩峰下滑囊痛风石声像图

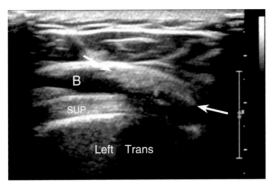

冈上肌腱短轴切面示三角肌下-肩峰下滑囊内聚集成团状的泥沙样痛风石
（箭头）；B：肩峰下滑囊，SUP：冈上肌腱，Left Trans：左侧横切面

**图1-7-2　左侧肩峰下滑囊炎伴痛风石声像图**

　　肩关节后面扫查示左侧冈下肌腱（infraspinatus）浅方的肩
峰下滑囊内充满泥沙样痛风石（图 1-7-3）。

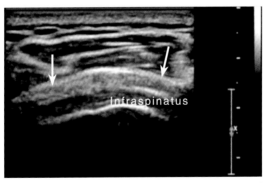

左侧冈下肌腱浅方的肩峰下滑囊内充满泥沙样痛风石（箭头）；
Infraspinatus：冈下肌腱

**图1-7-3　左侧肩峰下滑囊炎伴痛风石声像图**

　　在患者右侧肩关节处，亦可发现肩峰下滑囊和肩袖之肌腱
内广泛分布的痛风石（图 1-7-4 ～ 图 1-7-7）。

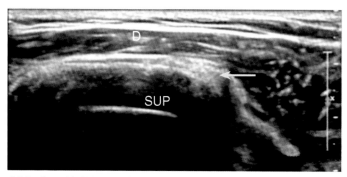

右侧冈上肌腱短轴切面示肩峰下滑囊内的泥沙样痛风石（箭头）；D：三角肌，SUP：冈上肌腱

**图1-7-4** 右侧肩峰下滑囊炎伴痛风石声像图

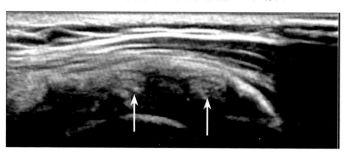

右侧冈上肌腱内弥漫性的泥沙样痛风石（箭头）。在肩袖钙化性肌腱病中也可呈类似声像图表现，应结合病史及病程鉴别

**图1-7-5** 右侧肩峰下滑囊炎伴痛风石声像图

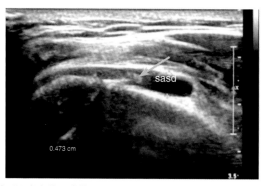

右侧肩峰下滑囊内的泥沙样痛风石，可移动（箭头）；sasd：三角肌下-肩峰下滑囊

**图1-7-6** 右侧肩峰下滑囊炎伴痛风石声像图

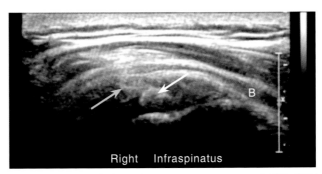

箭头：痛风石，B：肩峰下滑囊，Right Infraspinatus：右侧冈下肌腱

**图1-7-7** 右侧冈下肌腱内痛风石声像图

继续检查该患者膝关节，也可见类似的表现（图 1-7-8 ~ 图 1-7-11）。当然，最特异性的征象是该患者的股骨关节面透明软骨的"双轨征"（图 1-7-12）。

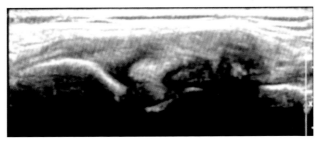

膝关节长轴切面示关节囊内可见泥沙样聚集成团的痛风石

**图1-7-8** 膝关节内侧痛风石声像图

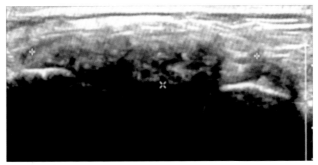

**图1-7-9** 膝关节外侧关节囊深方痛风石声像图

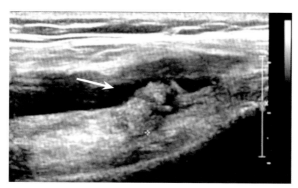

箭头：髌上囊积液，光标：滑膜及泥沙样痛风石

**图1-7-10　髌上囊内痛风石声像图**

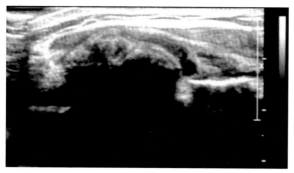

**图1-7-11　膝关节内侧关节囊深方痛风石声像图**

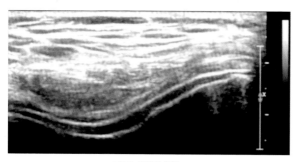

可见"双轨征"

**图1-7-12　股骨关节面透明软骨表面的痛风结晶声像图**

最后，扫查跟腱后滑囊内的痛风石（图 1-7-13）。

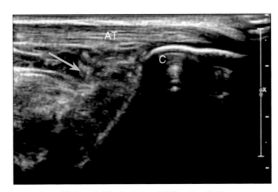

箭头：痛风石，AT：跟腱，C：跟骨

**图1-7-13** 跟腱后滑囊内痛风石声像图

此外，在足背的跗骨间小关节内，也可见痛风石沉积（跗骨包括距骨、足舟骨、3 块楔骨、骰骨等）（图 1-7-14，图 1-7-15）。

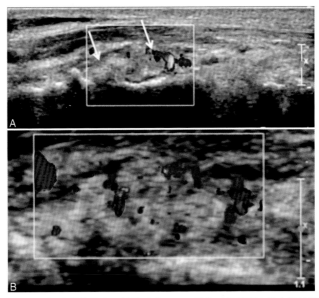

A.足背跗骨间小关节的痛风结节及痛风石，呈位于关节囊内的实性结节，并见骨侵蚀（箭头）；B.图A局部放大后，可见泥沙样的痛风石

**图1-7-14** 足背跗骨间小关节内痛风石彩色多普勒声像图

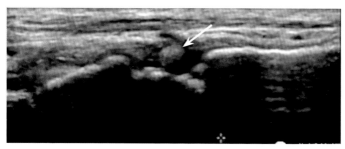

距舟关节痛风石（箭头），可见距骨的骨侵蚀

**图1-7-15** 距舟关节痛风石声像图

还可以看一下类风湿关节炎患者的肩峰下滑囊积液和肱二头肌长头肌腱内的腱鞘积液，与痛风患者的很不同（图1-7-16，图1-7-17）。

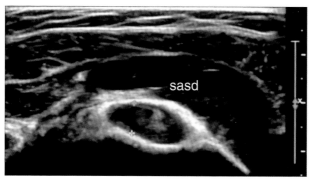

sasd：肩峰下滑囊，光标：肱二头肌肌腱腱鞘炎

**图1-7-16** 类风湿关节炎患者的肩峰下滑囊炎和肱二头肌肌腱腱鞘炎声像图

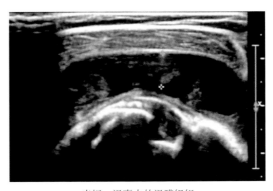

光标：滑囊内的滑膜组织

**图1-7-17** 类风湿关节炎患者的肩峰下滑囊炎和肱二头肌肌腱腱鞘炎声像图

小结：痛风石除了造成所在位置的疼痛外，还可导致不同程度的运动功能障碍。痛风也可造成进一步的骨侵蚀，甚至形成局部残疾。有一些痛风石经内科治疗是可逆的，但保守治疗无效，又严重影响运动功能的，需微创手术清理。因此，超声观察痛风石的分布对临床判断病情和评估治疗效果很有帮助。

# 第八节　病例分享：痛风发作期的滑膜SMI表现

在尿酸结晶的刺激下，痛风发作期常出现滑膜增生、充血，滑膜充血是评估患者病程的参考指标之一。由于关节囊或滑膜的增厚在非急性期也可以长期存在，所以观察滑膜内的血供情况，比单纯测量关节囊厚度更有价值。痛风患者的关节囊内常混合有积液、结晶体、坏死组织和滑膜组织。与活动期的类风湿关节炎常能看到丰富血流不同，痛风患者的滑膜内血流常显示很少，假阴性较多。超声造影虽然可以弥补这些不足，但造影费用高且费时，而超微血管成像（superb microvascular imaging，SMI）可更敏感显示低速血流，省时且不需要额外费用，可作为筛查的首选。当常规彩色多普勒超声检查显示乏血流或无血流时，可选用SMI，如果能显示滑膜的血流，则可除外坏死组织。SMI虽不能代替超声造影检查，但可适当减少其使用。

病例　患者诊断为痛风（图1-8-1～图1-8-4）。

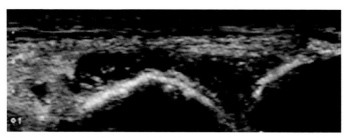

关节囊内积液，并可见跖骨头的透明软骨"双轨征"，无回声的积液与点状强回声（结晶体）、弱回声混杂在一起，后者可能是组织碎片，也可能是滑膜组织

**图1-8-1　痛风患者的第一跖趾关节囊声像图**

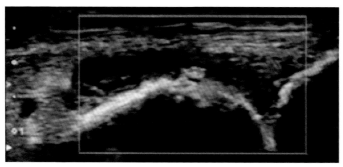

隐约显示一点稀疏的血流

**图1-8-2　痛风患者的第一跖趾关节囊彩色多普勒声像图**

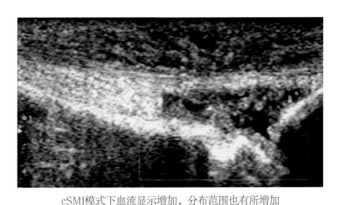

cSMI模式下血流显示增加，分布范围也有所增加

**图1-8-3** 痛风患者的第一跖趾关节囊彩色多普勒声像图

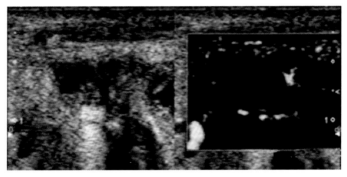

mSMI模式下关节囊内的混合体内中央部有较为丰富的血流，提示为炎性期的滑膜组织

**图1-8-4** 痛风患者的第一跖趾关节囊彩色多普勒声像图

SMI能更好地显示低速血流，弥补常规彩色多普勒声像图和能量多普勒声像图的不足，这项技术本身也需要不断升级和完善。对它的意义，既不用否定，也不必过分拔高。对于血流比较丰富的组织用常规"彩超"即可。SMI的用途更多体现在：①对"未见明显血流信号"的那些组织，再看看是否能显示血流灌注；②有时彩色多普勒血流成像（color Doppler flow imaging，CDFI）能显示血流信号，但太稀疏，SMI或许能更清晰显示血流的分布和走行。第一条，举例来说，对于鉴别髌上囊积液中的低回声是滑膜组织还是坏死组织有一些价值；而第

二条则对于观察淋巴结内的血流分布有帮助。比如，一个人视力非常好，既不近视也不远视（俗称老花眼），配眼镜实际用途不大，仅仅起到装饰作用，而如果这个人有近视，则眼镜的价值就体现出来。但眼镜也不是"万金油"，如果是眼病如白内障、青光眼等，眼镜也不起作用。其他技术比如超声弹性成像（E 成像）等也类似，应理性客观看待。

# 第九节　色素沉着绒毛结节性滑膜炎

【概况】

色素沉着绒毛结节性滑膜炎（pigmented villonodular synovitis，PVNS）是一种以关节内衬的炎症和过度生长为特征的关节疾病。通常发生在髋关节或膝关节，也可以发生在肩关节、踝关节、肘关节、手部或足部关节。关节内衬，即滑膜的肿胀和高度增生会对周围的骨质造成破坏，关节内积液导致关节肿胀和运动后疼痛。PVNS 是特发性疾病，无家族性发病的特点，也与某些工作和运动无关。总体来讲，PVNS 好发于男性，发病率约为 2/100 万，还可见小儿和老年患者，最好发年龄在 20 ~ 50 岁。

【病因】

PVNS 病因不明。一般认为：①脂肪代谢异常；②反复发作的炎症；③可能是关节内积血导致的炎症改变。PVNS 的危险因素也不明确。

【临床表现】

一般而言，PVNS 最初表现为突然发作、不明原因的关节肿胀和疼痛。关节肿胀的程度与患者症状不成比例（肿胀明显，疼痛不重）。PVNS 分为两种类型：弥漫性 PVNS 和局灶性 PVNS。

◆ 弥漫性 PVNS 的最好发部位是膝关节（占 80%），其次是髋关节，踝关节和肩关节不常见。主要影响膝关节和髋关节等大关节滑膜的整体。弥漫性 PVNS 常与类风湿关节炎的症状混淆。

◆ 局灶性 PVNS 罕见，多见于女性，患者常因发现关节附近的包块而就诊，通常发生在手部和足部较小的关节附近，表现为无痛性、生长缓慢的包块，甚至会对周围的骨骼和组织造成侵蚀。

【诊断】

病变关节腔内以严重的出血性积液为主。显微镜下，增生滑膜内有大量的含铁血黄素吞噬细胞，这也是其病名的来历。

【检查方法】

MRI 是诊断 PVNS 最有效的影像学手段。特别是弥漫性 PVNS。

超声检查也可以在一定程度上诊断本病，主要特点是关节积液和滑膜增生。因为是出血性积液，所以积液内可能会有细点状回声。大量的滑膜增生常呈现结节状或葡萄串状分布，滑膜增生程度与症状不相符（滑膜增生严重而症状较轻或无症状）。增生的滑膜内有时表现为富血供，有时表现为少血供。

PVNS 通常确诊较晚，一般在出现不典型症状 4 年后才能确诊。因此，超声检查发现关节积液和大量滑膜增生的患者，在临床症状不重的情况下，要考虑到本病的可能性，提示临床医师尽快取得病理诊断结果，以免延误诊断和治疗。

【治疗】

PVNS 可以局部侵犯到周围组织，引起骨质流失、骨质破坏和周围其他组织损伤，若不及时治疗，则可能扩散到关节以外的区域，从而引起永久性大范围损害及剧烈疼痛。手术切除增生的滑膜可以帮助缓解症状，但是很快就会复发。放射治疗也有一定效果。严重的 PVNS，必须行关节置换手术。

【预后】

PVNS 的治疗后平均复发率为 45%。

以下分享三个典型病例。

病例 1　患者男性，30 岁（图 1-9-1）。

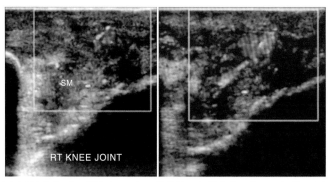

右侧膝关节广泛滑膜增厚，局部呈结节状，血供丰富，伴胫骨侵蚀，有轻触痛；SM：滑膜，RT KNEE JOINT：右侧膝关节

**图1-9-1**　PVNS彩色多普勒声像图

病例 2　中年男性，诊断为 PVNS（图 1-9-2，图 1-9-3）。

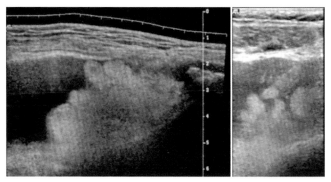

髌上囊大量积液伴滑膜组织结节样增厚，表面呈菜花样（或葡萄样），血流不丰富，无痛性关节肿胀

**图1-9-2**　PVNS声像图

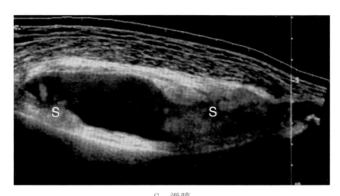

S：滑膜

**图1-9-3** PVNS声像图

病例3 患者男性，47岁。诉左踝关节上方包块数年，胀感，无痛。查体：左踝关节上方隆起肿物。超声及MRI均显示下段胫骨、腓骨的骨质破坏，增强MRI呈软组织病灶不均匀轻度强化。病理：PVNS，已手术切除（图1-9-4，图1-9-5）。

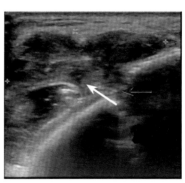

位于下段胫骨及腓骨表面的低回声结节，呈分叶状（白箭头），跟骨骨质破坏（红箭头）

**图1-9-4** PVNS声像图

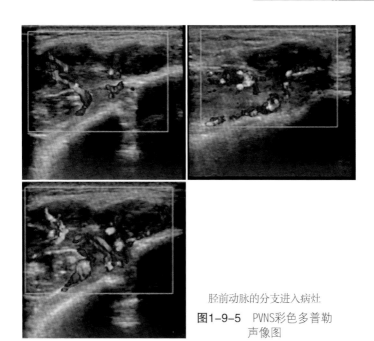

胫前动脉的分支进入病灶

**图1-9-5** PVNS彩色多普勒声像图

# 第十节 腘窝囊肿

本节主要给大家介绍两种不常见的腘窝囊肿。

其一是异位的滑囊形成的 Baker 囊肿（即滑囊位于腓肠肌外侧头与股二头肌肌腱之间）；其二是囊肿上壁破裂后，滑液向上挤入大腿腘绳肌群的肌间隙。

当腘窝滑囊解剖位置变异时，对于诊断 Baker 囊肿可能提出挑战。由于大腿肌肉更加粗厚，当囊肿破裂进入大腿时，则容易误诊为深层肌肉撕裂，尤其是有些囊肿破裂本就是剧烈运动造成的。

正常位置的 Baker 囊肿：此滑囊位于腓肠肌内侧头与半膜肌腱之间，有一个狭窄的颈部通向后关节腔。横切面扫查时

Baker 囊肿有特征性的形态，探头也要置于腘窝偏内侧，借此可很容易与发生于腘窝的其他囊性病变鉴别。

病例 1　左侧腘窝囊肿：腓肠肌内侧头伸向右侧，其内侧为半膜肌腱（图 1-10-1）。

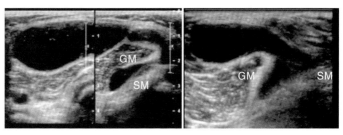

GM：腓肠肌内侧头，SM：半膜肌腱

**图1-10-1　左侧腘窝囊肿声像图**

病例 2　右侧腘窝囊肿：与上例相反，腓肠肌内侧头伸向左侧，但不论左右，伸出的腓肠肌内侧头均指向关节的内侧方向，再往内侧是半膜肌腱（图 1-10-2）。

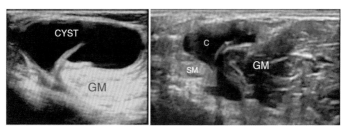

CYST：囊肿，GM：腓肠肌内侧头，SM：半膜肌腱

**图1-10-2　右侧腘窝囊肿声像图**

【诊断解剖变异的 Baker 囊肿】

◆特征性逗号形，有通道与后关节腔相通。

◆囊肿位于腓肠肌外侧头与股二头肌腱之间。

◆超声通常能在健康成年人正常位置（腓肠肌内侧头与半膜肌腱之间）探及该滑囊，为宽度 2 ~ 3 mm 的片状无回声。

下方病例不能探及正常滑囊。

病例 3 左侧腘窝正常位置滑囊中形成的 Baker 囊肿（图 1-10-3）和右侧腘窝异位的 Baker 囊肿（图 1-10-4）。

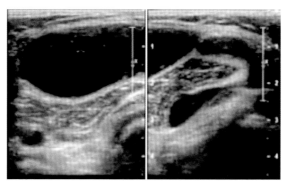

**图 1-10-3** 左侧腘窝正常位置滑囊形成的baker囊肿声像图

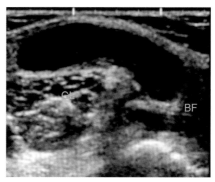

滑囊位于腓肠肌外侧头与股二头肌腱之间，腓肠肌外侧头伸向外侧（与内侧头方向相反）；GL：腓肠肌外侧头，BF：股二头肌

**图 1-10-4** 右侧腘窝异位的Baker囊肿声像图

【关于 Baker 囊肿的破裂】

典型的破裂口位于下壁，滑液通过裂口向下流入腓肠肌与比目鱼肌之间，造成小腿肿胀，临床症状与小腿静脉血栓类似，超声表现有时也相似。极少数为从上壁破裂，滑液进入腘绳肌群的肌间隙，造成类似肌肉撕裂的表现。

病例 4　破裂的 Baker 囊肿（图 1-10-5）。

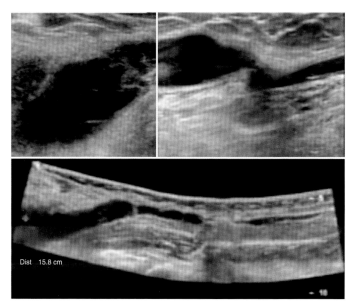

下肢纵切面扫查示囊肿下壁破裂，全景超声示囊液向小腿肌间隙蔓延达16 cm

**图1-10-5　破裂的Baker囊肿声像图**

病例 5　特殊的 Baker 囊肿（图 1-10-6）。

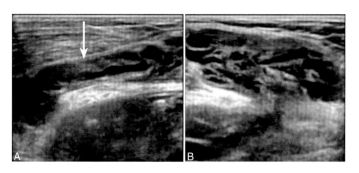

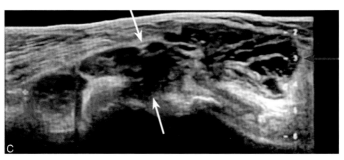

左下肢纵切面。A.左侧股二头肌深方积液（箭头）；B.向下追踪至腘窝；C.全景超声纵切面示囊肿上壁破裂（白箭头），下壁是完整的（红箭头）

**图1-10-6　Baker囊肿声像图**

　　Baker 囊肿还经常看到伸向囊内的滑膜皱襞，很像大隐静脉汇入股总静脉处的瓣膜，实际上它确实有类似静脉瓣的功能。这是该病特征性的声像图，借此可排除位于腘窝处的其他囊性病变（如半月板囊肿、表皮样囊肿等）（图 1-10-7）。

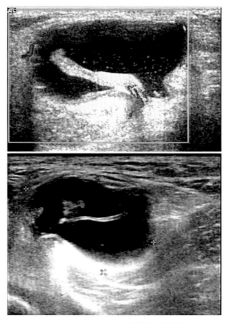

**图1-10-7　Baker囊肿声像图**

# 第十一节　病例分享：来自破裂的 Baker 囊肿的大腿"包块"

病例　患者女性，74 岁，类风湿关节炎病史多年。下蹲动作后突发右侧大腿后方肿胀 3 天，轻度触痛。申请超声检查大腿软组织，以排除肌肉撕裂、肿物等（图 1-11-1）。

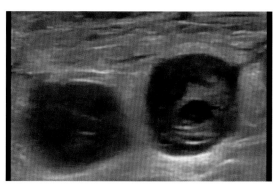

可见混合回声包块，挤压探头，包块内可见漂浮絮状回声蠕动

**图1-11-1　右侧大腿肿胀处声像图**

沿包块向下扫查，可见包块呈串珠样蔓延至腘窝，彼此相通（图 1-11-2）。

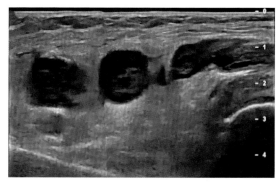

**图1-11-2　包块蔓延至腘窝声像图**

继续扫查，横切面示腘窝 Baker 囊肿，呈特有的"逗号样"，其上壁破裂，并与上述包块相通（图 1-11-3，图 1-11-4）。

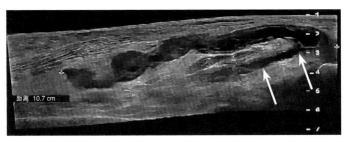

纵切面示与关节腔相通的破裂的Baker囊肿，上缘破裂，内容物沿裂口蔓延至大腿肌间间隙，箭头所示为后关节腔，与病灶相通

**图1-11-3 腘窝Baker囊肿全景声像图**

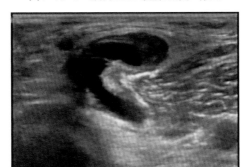

横切面示破裂后的Baker囊肿，呈"逗号样"

**图1-11-4 腘窝Baker囊肿声像图**

小结：腘窝囊肿可发生自发性破裂，或在外力挤压下破裂。多数破裂均为下壁破裂，滑囊内的液体一般向下蔓延至小腿肌间间隙。本例是少见的上壁破裂，滑囊内的液体及内容物向大腿蔓延。若对此缺乏认识，易误诊为大腿肌肉内肿物或撕裂后的血肿。避免误诊的关键是找到大腿病灶与腘窝囊肿的关系，并寻找二者相通的裂口。

# 第十二节 病例分享：与关节腔和腱鞘相通的腱鞘囊肿

腱鞘囊肿不具有分泌功能，不适合做硬化剂治疗，因为硬化剂不仅对疗效无任何帮助，反而有可能因其与关节腔或腱鞘相通，造成硬化剂对关节腔的软骨或腱鞘内肌腱的功能损害。

病例 1 患者男性，39 岁，左腕部疼痛，于腕背部尺侧触及一豌豆大小肿物。超声检查示腕部滑膜增厚，在触及肿物处发现一囊性结节，位于小指伸肌腱（第五掌骨纤维管）旁，为典型腱鞘囊肿，多切面扫查发现囊肿深方壁不完整，有一类似窦道的管状结构通向关节腔（图 1-12-1，图 1-12-2）。

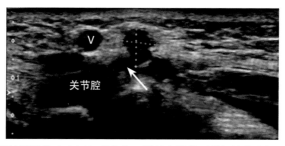

腕背侧腱鞘囊肿（光标）后方有一类似窦道的通道与关节腔相通（箭头）；V：浅静脉

图1-12-1　腱鞘囊肿声像图

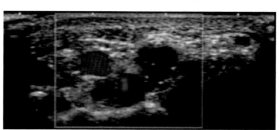

囊肿桡侧的静脉

图1-12-2　腱鞘囊肿彩色多普勒声像图

有趣的是，该囊肿不但与关节腔相通，还另有一通道通向小指伸肌腱的腱鞘，并可见后者的腱鞘积液（图1-12-3）。

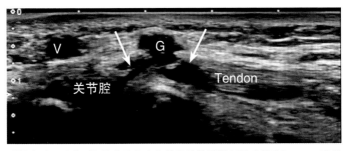

腱鞘囊肿后壁分别与关节腔和小指伸肌腱的腱鞘相通（箭头）；V：浅静脉，G：囊肿，Tendon：肌腱

**图1-12-3　腱鞘囊肿声像图**

再看图1-12-4，关于"关节囊疝出"或"腱鞘疝出"的发病机制这一学说是成立的。

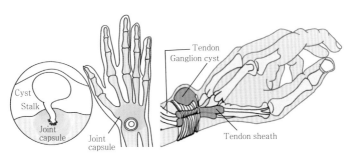

Cyst：囊肿，Stalk：囊肿颈部，Joint capsule：关节囊，Tendon：肌腱，Ganglion cyst：腱鞘囊肿，Tendon sheath：腱鞘

**图1-12-4　腱鞘囊肿解剖示意**

病例 2　患者男性，27 岁。X 线检查示外踝骨骨裂；超声检查示外踝骨内侧探及囊性结节，其深方骨皮质中断，囊肿与胫距关节相通（图 1-12-5，图 1-12-6）。

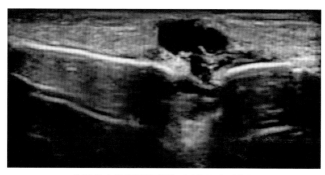

外踝骨内侧的腱鞘囊肿，局部骨皮质中断

**图1-12-5　腱鞘囊肿声像图**

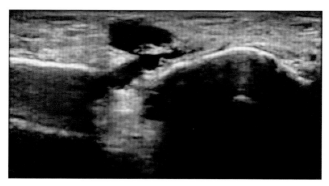

囊肿的通道通向其内侧的关节腔

**图1-12-6　腱鞘囊肿声像图**

# 第十三节 急诊超声医师必须了解的
## 跖肌肌腱撕裂

　　跖肌是小腿后部一块并不重要的肌肉，但是跖肌肌腱撕裂却是骨科急诊常见病。跖肌肌腱撕裂常被误诊为小腿肌间静脉血栓。由于两者的治疗方案是完全相反的，所以错误的诊断会造成极其不良的预后。有感于此，特将有关跖肌肌腱撕裂的内容和病例与大家分享，以引起超声医师急诊工作时注意。

　　跖肌肌腹很短，其肌腱纤细，位于腓肠肌与比目鱼肌之间，沿小腿内侧下行止于跟腱内侧。它是人体的一个退变的结构，有 5% ~ 9% 的人是缺如的（图 1-13-1）（解剖示意图由张华斌手绘）。

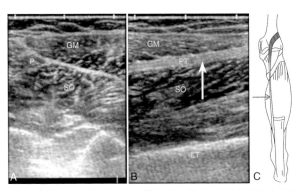

A、B.二维声像图；C.解剖示意。横切面示腓肠肌与比目鱼肌之间先找到肌腱，然后纵切面追踪其走行；P：肌腱，GM：腓肠肌内侧头，SO：比目鱼肌，LT：左侧

**图1-13-1**　正常跖肌肌腱声像图及解剖示意

病例 1　跖肌肌腱拉伤未断裂（图 1-13-2，图 1-13-3）。

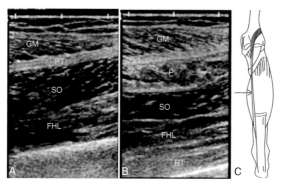

A.二维超声示健侧（即左侧）跖肌肌腱；B.二维超声示患侧（即右侧）跖肌肌腱弥漫性肿胀、回声减低、纤维结构不清；C.正常解剖示意；GM：腓肠肌内侧头，PT：断端，SO：比目鱼肌，FHL：跖长屈肌，LT：左侧，P：肌腱，RT：右侧，箭头：跖肌肌腱

**图1-13-2**　跖肌肌腱拉伤未断裂声像图及正常解剖示意

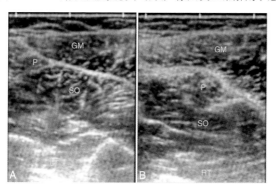

A.健侧跖肌肌腱；B.增粗的跖肌肌腱；P：肌腱，GM：腓肠肌内侧头，SO：比目鱼肌，LT：左侧，RT：右侧

**图1-13-3**　跖肌肌腱拉伤未断裂声像图

病例 2 跖肌肌腱中段纵形撕裂（图 1-13-4）。

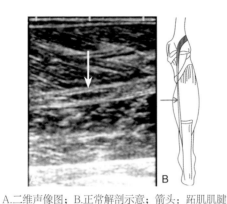

A.二维声像图；B.正常解剖示意；箭头：跖肌肌腱

**图1-13-4** 跖肌肌腱中段纵形撕裂声像图及正常解剖示意

病例 3 跖肌肌腱下段断裂（图 1-13-5）。

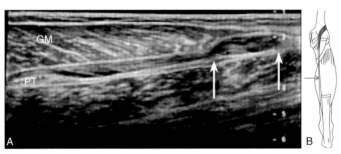

A.二维声像图；B.正常解剖示意。断裂处位于腓肠肌内侧头末端水平（箭头）；PT：断端，GM：腓肠肌内侧头

**图1-13-5** 跖肌肌腱下段断裂声像图及正常解剖示意

病例 4 跖肌肌腱下段断裂。注意断裂处的两个断端，中间为陈旧性血肿（图 1-13-6）。

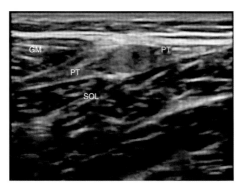

GM：腓肠肌内侧头，PT：断端，SOL：比目鱼肌

**图1-13-6** 跖肌肌腱下段断裂声像图

跖肌肌腱断裂通常保守治疗，即常说的 RICE 方案，即肌肉拉伤的处理原则：R 休息（Rest）、I 冰敷（Ice）、C 压迫（Compression）、E 抬高患肢（Elevation）。

骨折及其他外伤可合并该肌腱损伤，这些病例超声检查（尤其床旁）时易误诊为肌间静脉血栓，应特别注意鉴别。误诊后临床给予抗凝治疗会加重出血。熟悉该肌腱解剖，并追踪至肌腱断裂处发现断端，是避免误诊的关键。

病例5 跖肌肌腱断裂后的血肿。注意与小腿静脉血栓鉴别，推荐用全景超声完整显示肌腱走行（图 1-13-7 ~ 图 1-13-11）。

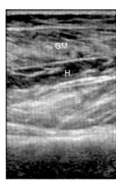

GM：腓肠肌内侧头，H：血肿，S：比目鱼肌

**图1-13-7** 跖肌肌腱断裂后血肿声像图

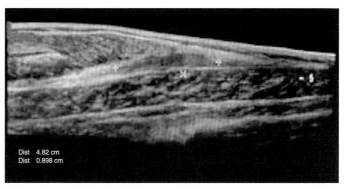

Dist 4.82 cm
Dist 0.898 cm

测量图标（光标）所指为跖肌肌腱撕裂处血肿，也是查体触痛点

**图1-13-8** 跖肌肌腱断裂后血肿全景声像图

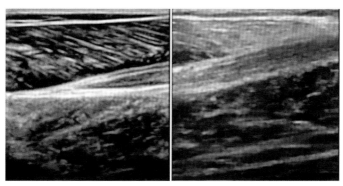

**图1-13-9** 跖肌肌腱断裂后血肿局部声像图

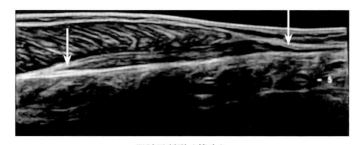

肌腱已断裂（箭头）

**图1-13-10** 跖肌肌腱断裂后血肿全景声像图

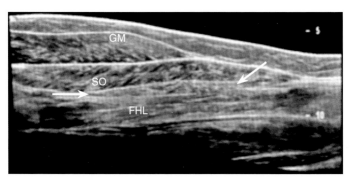

箭头：副比目鱼肌，SO：比目鱼肌，GM：腓肠肌内侧头，FHL：踇长屈肌

**图1-13-11　副比目鱼肌声像图**

全景超声示肌腱已断裂。还要注意的是，跖肌肌腱一定是位于比目鱼肌前方，若在比目鱼肌深方探及纤细的纤维结构，通常为副比目鱼肌。图 1-13-11 未见跖肌肌腱。

# 第十四节　骑士扻伤

冷兵器时代，马是最重要的交通工具和战争武器，一国骑兵的实力往往对其政权的存亡具有决定作用，所以有蒙古骑兵横扫欧亚大陆的历史阶段。宋朝，华夏农耕民族虽经济、文化发达，但战争中面对骑兵却屡屡失败，可见马之重要。

与此同时，骑士扻伤也就成了冷兵器时代骑兵非常常见的一种肌肉损伤性疾病。骑士扻伤实际上就是大腿内收肌群的拉伤。曲绵域先生主编的《实用运动医学》内专有一节，讲到大腿内侧肌肉损伤，题目是《骑士扻伤》，文中介绍人体大腿内侧有内收肌群，收缩时使髋关节外旋而大腿内收，故命名。骑马越过沟、坎等障碍物时，骑士双腿使劲内收，相反，落地瞬间马鞍冲击臀部，骑者为缓解冲击则用力分腿，若上述两个动作用力过大均有可能撕裂内收肌，故内收肌群损伤，称为"骑士捩伤"。

先看扫查方法。超声检查时，先以大腿根部的股动脉、股静脉和股神经为解剖标志，将大腿前区的股四头肌和内侧区的内收肌群分开并识别。内收肌群有五块肌肉，从外至内，分别为耻骨肌、长收肌、股薄肌、短收肌和大收肌，长收肌和股薄肌深方为短收肌，再深方为大收肌（图 1-14-1 ~ 图 1-14-3）。

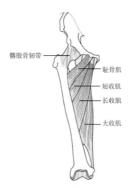

图 1-14-1　内收肌群解剖示意

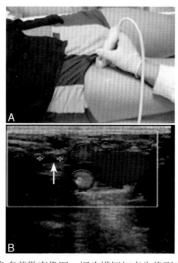

A.实物图；B.彩色多普勒声像图。探头横切扫查先找到血管神经，股神经在血管外侧（箭头）

**图1-14-2**　内收肌群实物图及彩色多普勒声像图

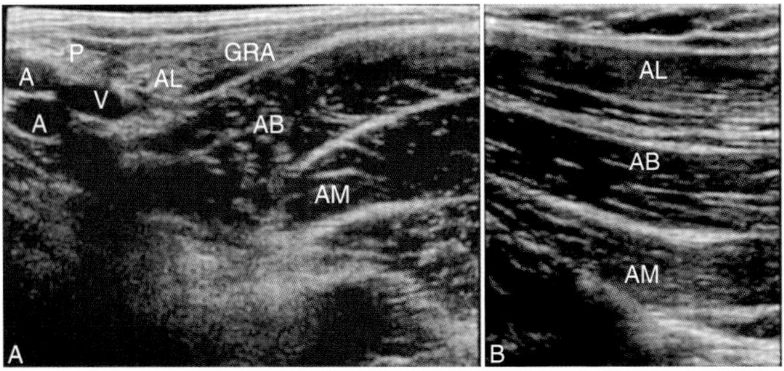


A.横切面；B.长轴切面；A：股浅动脉和股深动脉，P：耻骨肌，V：股总静脉，AL：长收肌，GRA：股薄肌，AB：短收肌，AM：大收肌

**图1-14-3** 内收肌群声像图

正如网球肘、网球腿、高尔夫肘这些病名并非专指网球运动和高尔夫运动所患一样，骑士捩伤也不是只有骑马才得病。任何大腿的过度外展和外旋动作都有可能造成骑士捩伤。

病例 1 患者男性，82 岁，滑倒时受伤，肉眼观大腿内侧淤血。超声检查示大腿上段、内侧区肌层内血肿（图 1-14-4）。

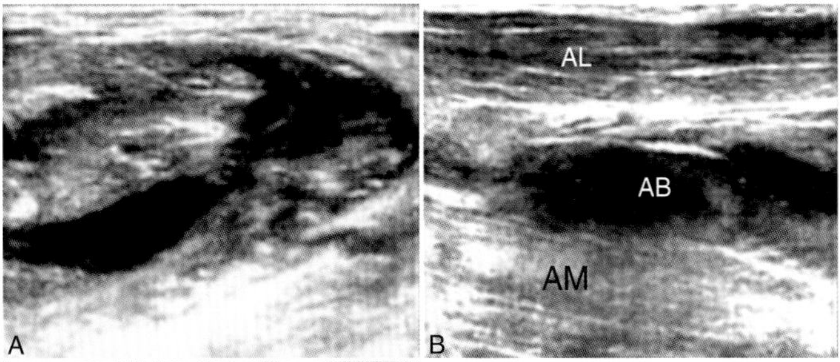


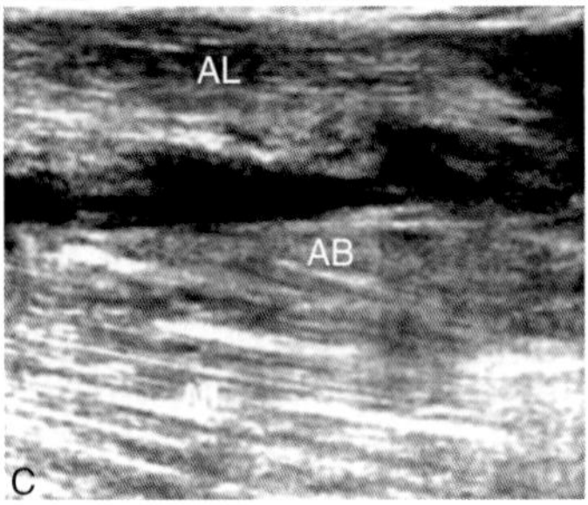


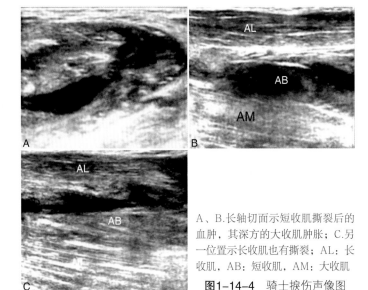

A、B.长轴切面示短收肌撕裂后的血肿，其深方的大收肌肿胀；C.另一位置示长收肌也有撕裂；AL：长收肌，AB：短收肌，AM：大收肌

**图1-14-4** 骑士捩伤声像图

病例2　患者女性，28岁，训练时分腿动作拉伤大腿肌肉（图1-14-5，图1-14-6）。

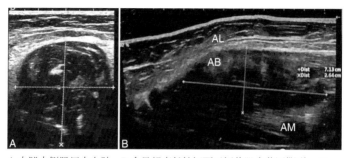

A.大腿内侧肌层内血肿；B.全景超声长轴切面示短收肌大范围撕裂；AL：长收肌，AB：短收肌，AM：大收肌

**图1-14-5　骑士捩伤声像图**

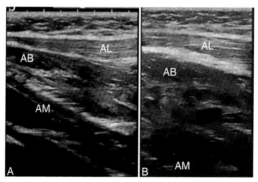

A.健侧内收肌群；B.患侧见短收肌肿胀；AB：短收肌，AM：大收肌，AL：长收肌

**图1-14-6　骑士捩伤声像图**

# 第十五节　"大力水手征"：它不是阳刚，也非肿物，而是断裂后的肌腹

　　肱二头肌有长头和短头，长头的肌腱起自盂上结节，是人体唯一进入关节腔的肌腱，短头起自喙突，两个肌腱的肌腹在

前臂汇合，形成梭形的膨大，肌肉发达的人肉眼可见明显的隆起，这是男性展示阳刚之气的重要标志（图 1-15-1）。

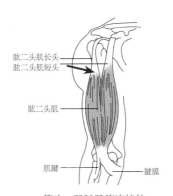

箭头：肌腱肌腹连接处

**图1-15-1　肱二头肌解剖示意**

　　超声扫查可清晰显示上述结构。肱二头肌长头肌腱是肩关节检查的必查部位，一般在肱骨的大结节和小结节处横切扫查显示该肌腱的短轴，探头旋转 90°再显示长轴，并追踪至肌腱肌腹连接处，可显示衔接处连续并骤然膨大的肌腹（图 1-15-2，图 1-15-3）。

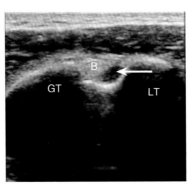

横切面扫查结节间沟处；GT：大结节，B：肌腱，LT：小结节，箭头：生理状态下腱鞘内的少量滑液，位于内侧即小结节一侧

**图1-15-2　肱二头肌长头肌腱声像图**

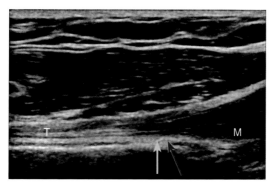

纵切面扫查；T：结节，箭头：肌腱肌腹连接处，M：肌腹

**图1-15-3** 肱二头肌长头肌腱声像图

图 1-15-3 所示的肌腱和肌腹连接处，是断裂的好发部位，在强力屈肘或搬运重物、牵拉力超过负荷时易发生。断裂后，肌腹常向下回缩，形成外观上能与泰森媲美的隆起（图 1-15-4），又称为"大力水手征"。

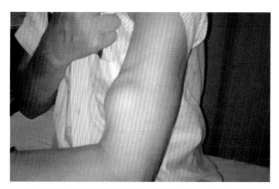

长头肌腱与肌腹连接处断裂，肌腹回缩，在前臂隆起

**图1-15-4** "大力水手征"实物图

上文介绍的扫查方法，可见肌腱肌腹连接处中断，并可见少量血肿（图 1-15-5）。

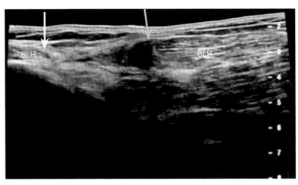

长轴切面示向上回缩的肌腱断端（白箭头）和向下回缩的肌腹（绿箭头）；BLH：肱二头肌长头

**图1-15-5　肱二头肌断裂全景声像图**

　　超声对于该病的诊断没有挑战性。但需要注意的是，该处的断裂，在年老体弱的患者中并不少见，由于断裂后该处的痛觉十分迟钝，患者并不能提供外伤的信息和病史，常以发现"肿物"就诊。对肌骨超声不熟悉的医生很可能被误导，直接将探头放在"肿物"处，看到梭形或椭圆形的肌腹，误诊为占位，甚至有进行穿刺活检的低级失误行为。

　　病例　老年男性，前臂隆起"肿物"，痛感弱。超声检查示肱二头肌断裂，肌腹回缩，肌腱向上回缩至结节间沟处（图1-15-6，图1-15-7）。

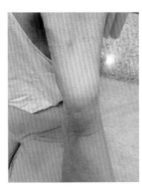

**图1-15-6　肱二头肌断裂实物图**

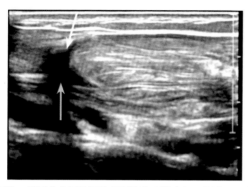

肌腹回缩，肌腱向上回缩至结节间沟处（箭头），未显示肌腱断端

**图1-15-7　肱二头肌断裂声像图**

# 第十六节　浅谈关节游离体的超声表现

关节游离体是非常常见的一种关节内异常表现，即使不是从事肌骨超声的医师，也会经常遇到。患者常诉走路时无征兆的膝关节（偶有踝关节）突然"卡住"，伴随一阵剧痛，坐下休息一会儿后，缓缓活动关节，发现症状消失，又可以正常活动。这就是临床所说的"绞锁"。若"绞锁"频繁发生，会严重影响患者的生活，甚至产生"行走恐惧症"。造成"绞锁"的原因，通常就是关节内形成了游离体（loose body）。loose 有"松动的，散漫的，不牢固"之意，骨科医生译为游离体十分贴切，正如某超声前辈将"inferno（拉丁语，地狱之火）sign"译成"火海征"一样，均属神来之笔。

游离体就是关节受损或退变后，脱落下来的组织碎片。这些碎片在关节腔内游走，一旦进入关节间隙就可能出现关节"卡住"，而每次"卡住"就会造成一次软骨损伤，损伤至一定程度，软骨脱落产生新的游离体，造成恶性循环。因此，需要取出这些"定时炸弹"才能恢复正常运动功能。现在多采取微创的关节镜手术治疗。

【游离体的来源】

◆骨性游离体：包括骨折碎片、骨性关节炎的骨赘脱落等。X线多能显影，该类症状明显，多伴有关节"绞锁"等功能障碍，手术效果非常确切。

◆关节内软骨：如股骨和髌骨关节面透明软骨碎片、半月板碎片（属纤维软骨）等。外伤、类风湿关节炎、痛风均可诱发，剥脱性骨软骨炎、滑膜软骨瘤病所致关节滑膜组织，软骨化生也是常见病因，X线多数不显影。

◆纤维结缔组织性游离体：慢性滑膜炎、慢性感染等纤维结缔组织性结节脱落，结核性滑膜炎、色素沉着绒毛结节性滑膜炎等的结节脱落。

◆其他：如关节内肿瘤、关节内反复出血等，肿瘤可造成骨质破坏脱落形成游离体。

【游离体的检查】

与MRI和X线相比，国内肌骨超声由于开展的比较晚，对游离体探查的作用还没有充分体现。普遍认为：某些位置受声窗的限制，超声对关节腔内游离体的显示敏感性不及MRI。但实际上，引起游离体的同时多数也会产生关节积液，后者的存在会大大提高超声对游离体的显示率。有些有带连接的假性游离体，在静态的MRI上则不及动态的超声显示的更完整和直接，因此，有文献报道MRI会产生假阳性，所以MRI显示的没有症状的游离体要和超声表现对照以减少误诊。

膝关节检查时从髌上囊、膝关节内侧和外侧关节囊深方、腘窝滑囊、屈膝位时的髁间窝等寻找。肘关节检查时在肘前关节陷窝和肘后关节腔寻找。肩关节检查时从后关节腔和肱二头肌长头肌腱的腱鞘内（该肌腱与关节腔相通）寻找，踝关节从胫距关节腔寻找等。

病例1　患者男性，52岁，类风湿关节炎多年（图1-16-1）。

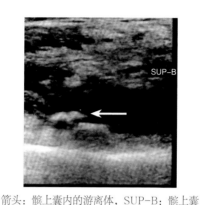

箭头：髌上囊内的游离体，SUP-B：髌上囊

**图1-16-1　类风湿关节炎患者膝关节游离体声像图**

该类多为骨赘脱落或软骨性碎片，是最易导致关节"绞锁"的一类游离体。

病例2　患者男性，21岁，膝关节内游离体（图1-16-2）。

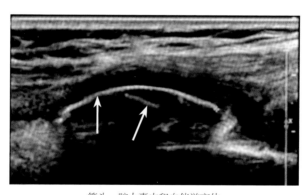

箭头：髌上囊内积血伴游离体

**图1-16-2　膝关节游离体声像图**

该患者为（血液病）异基因造血干细胞移植术后，排异反应致关节腔出血，MRI及超声均见髌上囊内积血伴游离体，此游离体可能为积血的析出物。

病例 3 前交叉韧带重建术后感染发热（图 1-16-3）。

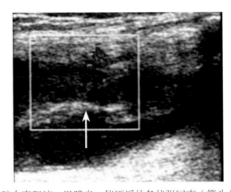

髌上囊积液、滑膜炎，伴漂浮的条状强回声（箭头）

**图1-16-3 膝关节韧带重建术后游离体彩色多普勒声像图**

该患者超声检查见髌上囊积液、滑膜炎，伴漂浮的条状强回声。该类物质可能为出血后的析出物，脱落的滑膜组织，无"绞锁"症状者可超声观察。若有症状则需行关节镜手术。

病例 4 患者 37 岁，类风湿关节炎。MRI 检查示软骨萎缩，超声检查示关节髁间窝内游离体（图 1-16-4），游离体来自关节面的透明软骨，X 线未显影。

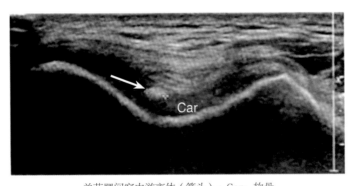

关节髁间窝内游离体（箭头）；Car：软骨

**图1-16-4 类风湿关节炎患者膝关节游离体声像图**

病例 5　膝关节结核脓肿（图 1-16-5）。

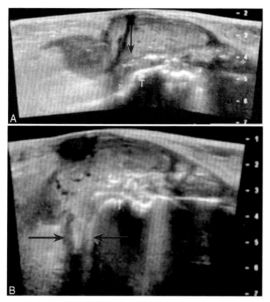

A.结核导致骨质破坏，脱落的骨碎片形成游离体（箭头）；B.脓肿有一窦
道通向关节间隙（箭头）；T：胫骨

**图1-16-5　膝关节结核脓肿伴游离体声像图**

病例 6　Baker 囊肿，患者有外伤史，关节腔内的滑膜组
织、骨片等均可通过滑囊与关节腔间的通道进入 Baker 囊肿内
（图 1-16-6）。

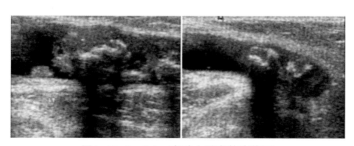

**图1-16-6　Baker囊肿内游离体声像图**

病例7 患者男性，85岁，Baker囊肿。通常Baker囊肿内的游离体都来自关节腔，由于液体多为单向流动，游离体"回到"关节间隙概率很小，但常伴其他部位游离体，需全面扫查（图1-16-7）。

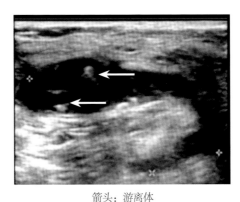

箭头：游离体

**图1-16-7** Baker囊肿内游离体声像图

病例8 髌骨粉碎性骨折，术后4个月（图1-16-8，图1-16-9）。

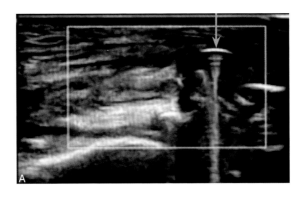

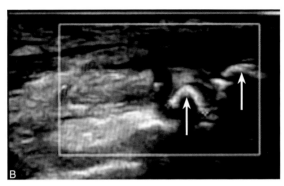

A.二维超声示髌骨周围的金属钉，可见典型的多次反射（箭头）；B.彩色多普勒超声示术后关节腔内的多发游离体（箭头）

**图1-16-8** 髌骨骨折术后膝关节游离体声像图

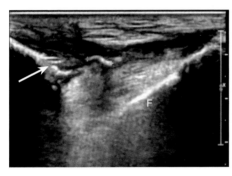

髌骨与股骨之间横切面示内侧关节囊深方的游离体；箭头：骨折后的髌骨，光标：游离体，F：股骨末端

**图1-16-9** 髌骨骨折术后膝关节游离体声像图

病例9　踝关节游离体，右踝关节扭伤，同时伴有跟腱炎、跟腱后滑囊炎等（图1-16-10）。

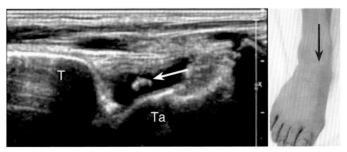

胫距关节陷凹内积液，并见漂浮的游离体（箭头）；T：胫骨，Ta：距骨

**图1-16-10** 踝关节游离体声像图

病例 10　外伤致肘关节游离体。肘后关节积液屈肘 90° 超声检查如图 1-16-11 所示。

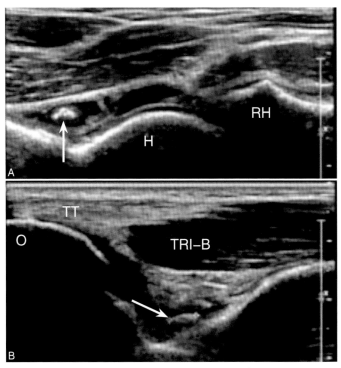

A.肘前关节陷凹的积液伴游离体（箭头）；B.肘后关腔积液伴游离体（箭头）；H：肱骨头，RH：桡骨头，O：尺骨鹰嘴，TT：肱三头肌肌腱，TRI-B：肱三头肌

**图1-16-11　外伤致肘关节游离体声像图**

# 第十七节　软组织肿物病例猜猜看：肉眼准，还是超声准

病例 1　　患者男性，66 岁，躯干软组织内多发大小不等的肿物，向表面隆起。选择部分病灶行超声检查（图 1-17-1 ~ 图 1-17-6），根据这些有限的信息，请猜猜该病例的病理诊断。

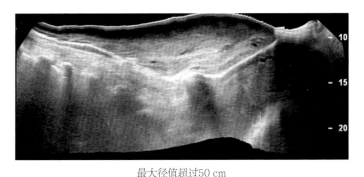

最大径值超过50 cm

**图1-17-1**　该患者某一病灶的全景声像图

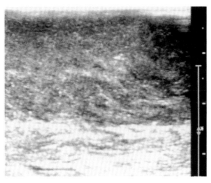

**图1-17-2**　该患者某一病灶的局部声像图

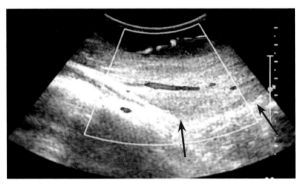

用腹部探头显示的巨大病灶（箭头），内部可见少量血流

**图1-17-3** 该患者某一巨大病灶的彩色多普勒声像图

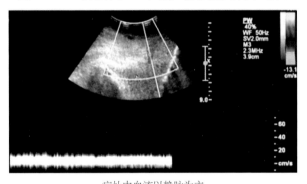

病灶内血流以静脉为主

**图1-17-4** 巨大病灶的彩色多普勒声像图

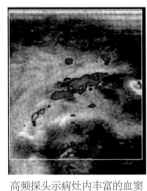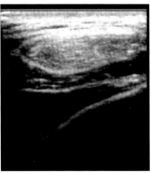

高频探头示病灶内丰富的血窦

**图1-17-5** 巨大病灶的局部彩色多普勒声像图　　**图1-17-6** 某一较小病灶的声像图

答案：请看患者外观（图 1-17-7）。

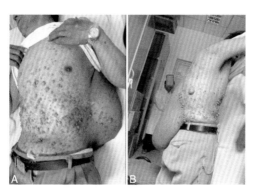

A.正面观；B.侧面观

**图1-17-7**　多发软组织肿物实物图

显然，这是典型的 I 型神经纤维瘤病。该病是一种常染色体显性遗传疾病，可沿外周神经枝蔓样、丛状生长。

在某些情况下，单就诊断来说，肉眼可能比超声更准确。所以，超声医生不能单纯地看图说话，要尽可能多地获得相关的信息。

病例2　同一患者背部不同位置的肿物（图 1-17-8，图 1-17-9）。

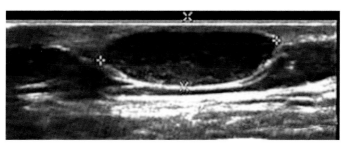

**图1-17-8**　该患者背部皮内实性肿物声像图

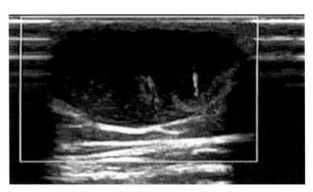

**图1-17-9**　该患者背部皮下肿物声像图

单看上面声像图，要猜的话，有很多种可能性，因为这两张声像图并不太具备特异性的诊断思路，但看一下病灶处的体表外观，就不用再纠结诊断，也是神经纤维瘤病Ⅰ型（图1-17-10）。

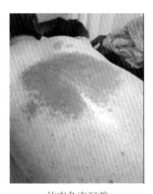

体表色素沉着

**图1-17-10**　神经纤维瘤病Ⅰ型实物图

有趣的是这个患者身体其他部位还有多发皮下的脂肪瘤（术后病理证实），声像图反而更有特点（图 1-17-11）。

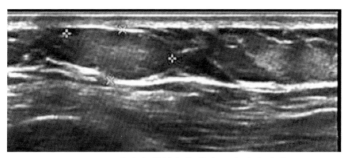

**图1-17-11** 该患者其他部位的皮下脂肪瘤声像图

当然，并非所有神经纤维瘤病 I 型都能在体表获得诊断信息，有时可表现为腘窝下方及小腿肌肉间的多发肿物（图 1-17-12）。肉眼观体表未见异常，探头继续往下寻找，可在腓肠肌深方看到多发类似肿物。

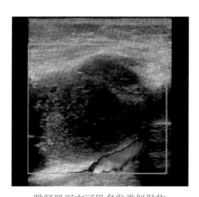

腓肠肌深方可见多发类似肿物
**图1-17-12** 腘窝肿物彩色多普勒声像图

这是病理结果证实的从腘窝坐骨神经蔓延至小腿胫神经的神经纤维瘤病 I 型。在全景超声下，可以看到病灶沿神经走行呈串珠样分布。

因此，全景超声可为我们展示病灶整体的分布特点，避免过去高频线阵探头的"只见树木不见森林"（图 1-17-13）。

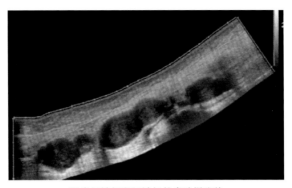

沿坐骨神经和胫神经的串珠样瘤体

**图1-17-13　神经纤维瘤病Ⅰ型全景声像图**

# 第十八节　软组织肿物病例猜猜看：臀部巨大囊实性包块

病例 1　患者男性，45 岁，无痛性臀部巨大包块，肉眼可见隆起，无色素沉着。查体：臀部触及质软包块，约 16 cm×16 cm。无外伤史。

超声所见：右臀部臀大肌浅方可见一巨大囊性包块，大小约 16 cm×15 cm×15 cm，其内可见多个分隔，部分区域呈蜂窝状结构，分隔上可见少量血流信号，脉冲多普勒（PW）可探及高阻力动脉频谱。囊内液体通过肌间间隙进入深方组织，形似窦道，并达坐骨结节表面（图 1-18-1 ~ 图 1-18-4）。

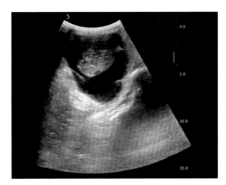

**图1-18-1**　臀部囊性为主的巨大包块声像图

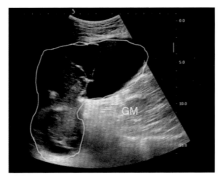

病灶位于臀大肌浅方，并通过一形似窦道的区域进入肌肉深方，液体接近坐骨结节表面；黄色实线：病灶，GM：臀大肌

**图1-18-2**　臀部囊性为主的巨大包块声像图

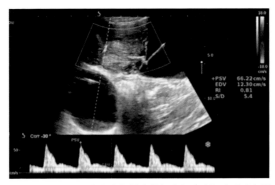

病灶乏血供，但可在蜂窝状的实性部分探及高阻力动脉频谱

**图1-18-3**　臀部囊性为主的巨大包块彩色多普勒声像图

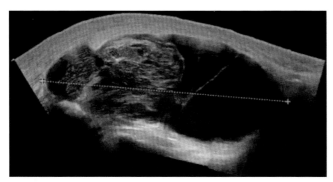

**图1-18-4　全景超声线阵探头下的巨大包块声像图**

超声印象：右臀部巨大囊实性包块，考虑：①淋巴管囊肿混有血管瘤，考虑淋巴血管瘤可能；②坐骨结节滑囊积液？③皮样囊肿（良性畸胎瘤）？

手术记录（摘要）：取右臀部肿物上横形切口，长约15 cm，切开皮肤、皮下组织，显示肿物位于肌肉层表面，向内上方延伸，为淡黄色囊实性肿物，多分叶状，包膜完整，其内为淡黄色黏液，有分隔，将肿物完整切除，查无活动性出血及渗血。

标本所见：右臀部多分叶状囊实性肿瘤，包膜完整，大小约15 cm×8 cm×6 cm。

术后病理结果：右臀部符合肌肉内黏液瘤，大小17.0 cm×11.0 cm×4.5 cm，瘤组织局部囊腔形成。

组织化学染色：AB（+++），PAS（++）。

免疫组化标记：CK（−），Vim（++），EMA（−），S-100（−），MDM2（++），CDK4（−），Des（+），MSA（−），CD68（++），Ki-67（−）。

分析：令笔者尴尬的是超声印象中罗列的3个诊断都是错的。回顾先前的超声印象，显然，第二个诊断比较勉强，坐骨结节滑囊炎虽然也可以长得很大，但会有局部疼痛的症状。而良性肌间黏液瘤则无症状。滑囊炎的声像图，可以有多种表现，这和病程的长短，急性发作期和慢性吸收期，以及囊的内

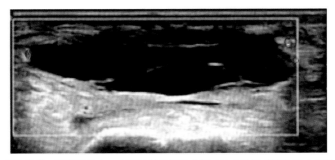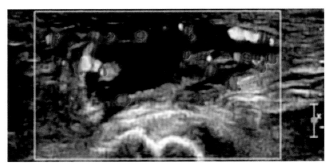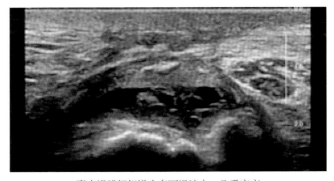

壁滑膜组织增生的程度等因素有关（图 1-18-5 ~ 图 1-18-7）。

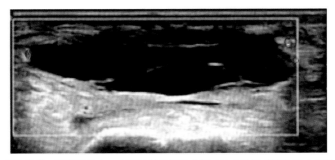

囊壁菲薄，滑膜组织少，内可见细线样的分隔（这个阶段抽吸和注入药物治疗效果最佳）

**图1-18-5　透声性好的坐骨结节滑囊炎彩色多普勒声像图**

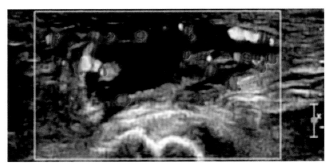

囊壁可见明显增厚的滑膜组织，后者血流信号丰富

**图1-18-6　坐骨结节滑囊炎彩色多普勒声像图**

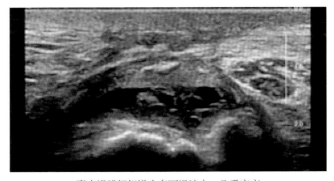

囊内滑膜组织增生多而滑液少，几乎实变

**图1-18-7　坐骨结节滑囊炎彩色多普勒声像图**

上述几个坐骨结节滑囊炎虽然声像图特点不同，但共同点是囊壁与周围组织粘连，边界模糊，不具备黏液瘤特征性的"亮环征"。补充两张该病例的高频声像图（图1-18-8，图1-18-9），注意良性肌间黏液瘤的特征。

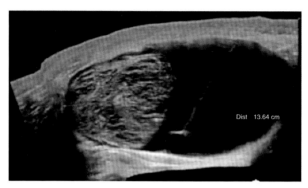

**图1-18-8** 臀部黏液瘤全景声像图

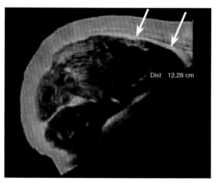

"亮环征"（箭头）

**图1-18-9** 臀部黏液瘤全景声像图

另外，坐骨结节滑囊炎的囊壁虽然与周围组织粘连、界限模糊，但囊壁的完整性是完好的，液体不会在肌间间隙蔓延（理论上有穿刺针扎破或外力挤破的可能，但实际上很罕见）。但在这一例肌间黏液瘤中，可看到病灶已经延伸入臀大肌深方的间隙（图1-18-10）。

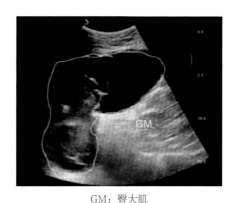

GM：臀大肌

**图1-18-10** 肌间黏液瘤声像图

由此可见，手术记录中描述的"包膜完整"，只是肉眼所见，并非真实情况，超声声像图有些角度的切面好像也可见完整包膜，这也是假象。实际上黏液瘤并没有完整包膜。

经验教训：该病例误诊为淋巴血管瘤（lymphangioma），是受了"经验主义"的影响。

以下几个病例是笔者18年前随访的颈部囊状淋巴管瘤及淋巴血管瘤。

病例2 患儿7岁，淋巴管瘤（颈后三角，胸锁乳突肌后方）（图1-18-11）。

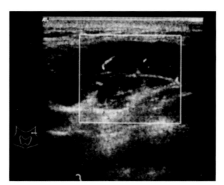

**图1-18-11** 颈部淋巴管瘤声像图

病例 3　颈部淋巴管瘤（图 1-18-12）。

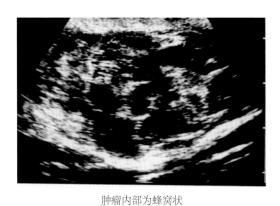

肿瘤内部为蜂窝状

**图1-18-12**　颈部淋巴管瘤声像图

病例 4　患儿男，9 岁，颈部淋巴血管瘤（图 1-18-13）。

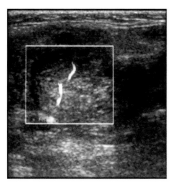

囊实混合性，实性部分可见血流信号

**图1-18-13**　颈部淋巴血管瘤声像图

病例 5 颈部淋巴管瘤，混有血管瘤组织（图 1-18-14）。

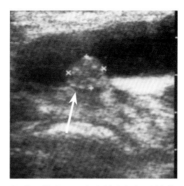

颈部淋巴管瘤，混有血管瘤组织（箭头）

**图1-18-14** 颈部淋巴管瘤声像图

上述 4 例均发生于 10 岁以下儿童，均发生于颈部，为先天性淋巴管畸形，颈后三角和胸锁乳突肌深方是好发位置。而臀部是肌间黏液瘤的好发位置（图 1-18-15）。

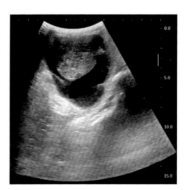

**图1-18-15** 臀部的肌间黏液瘤声像图

图 1-18-15（病例 1 臀部肌间黏液瘤）和图 1-18-14 声像图有点像，本病例开始的误诊是受了以往经验的影响。因此，患者的发病位置、年龄是该疾病诊断的重要参考信息。另外，部分黏液瘤的黏液可以沿肌间隙蔓延也是特点之一。

# 第十九节　罕见病例分享：体表多部位结节

病例 1　患者女性，71 岁，乳房、大腿、手指表面肉眼可见粉红色凸起的无痛性结节。

乳房结节：　如图 1-19-1 ~ 图 1-19-4 所示。

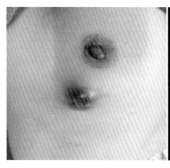

乳房凸起于体表的结节

**图1-19-1　乳房结节实物图**

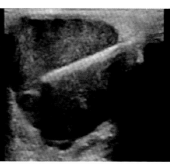

乳房皮内及皮下低回声结节，边界光滑整齐（内见穿刺针道）

**图1-19-2　乳房结节声像图**

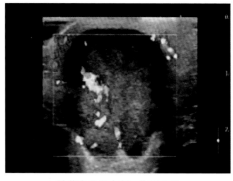

结节内血供丰富，分布杂乱

**图1-19-3　乳房结节彩色多普勒声像图**

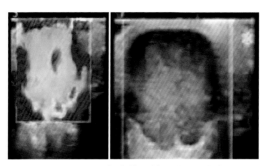

**图1-19-4** 乳房结节弹性成像（E成像）

手指结节：罕见的是，在患者手指末端的体表可见与乳房处颜色完全一样的结节（图 1-19-5），且声像图特征也相同（图 1-19-6 ～图 1-19-9）。

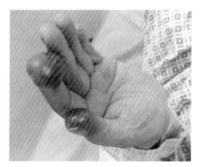

**图1-19-5** 食指和拇指末端结节实物图

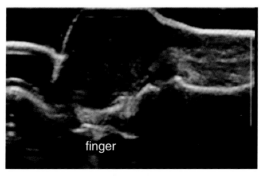

边界光滑整齐的极低回声；finger：手指

**图1-19-6** 食指末端结节灰阶声像图

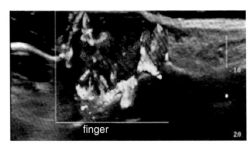

血流信号更丰富，血流分布以周围型为主并有向心性分支；finger：手指

**图1-19-7** 食指末端结节彩色多普勒声像图

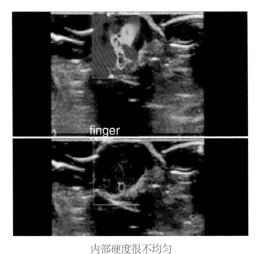

内部硬度很不均匀

**图1-19-8** 食指E成像

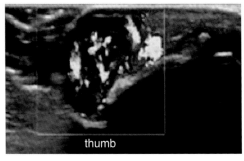

结节内丰富血供；thumb：拇指

**图1-19-9** 拇指结节彩色多普勒声像图

大腿根部结节：在相当于股骨大转子的位置，可见体表肿物（图 1-19-10）。

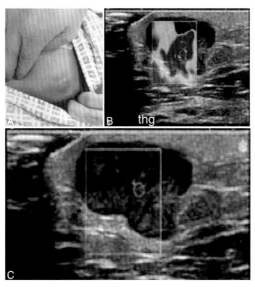

A.实物图；B.E成像；C.灰阶成像。病灶从皮内侵及肌层；thg：大腿

**图1-19-10**　大腿根部结节实物图及声像图

腹部结节：在患者的提示下，探头放置于下腹部，发现了腹壁内的类似结节，但该处体表肉眼观未见异常（图 1-19-11）。

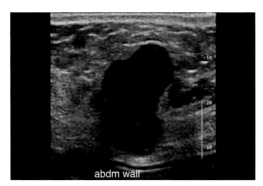

从皮下脂肪层至肌层的低回声结节；abdm wall：腹壁

**图1-19-11**　腹壁结节声像图

穿刺病理（右乳皮肤结节穿刺）：纤维组织中见低分化癌组织呈巢、片状分布，结合免疫组化标记结果与临床病史，考虑为转移性子宫内膜腺癌。免疫组化标记结果：CK（＋），Vim（＋），CK8/18（＋），CK7（＋），CK20（－），CA-125（－），HE4（＋），ER（－），PR（－），GATA3（－），TTF-1（－），CEA（个别＋），Villin（－），Ki-67（30%＋）。

# 第二十节　牛布鲁菌病引起的肌肉感染

**病例**　患者男性，58岁，因发热9天就诊。查体：体温39 ℃，右小腿背侧红肿疼痛。患者半年前开始发热，期间一直未确诊，发热反复发作迁延达大半年之久。发热15天时行小腿肌肉超声检查（图1-20-1，图1-20-2）。

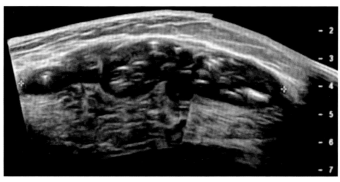

横切面扫查示腓肠肌浅方不规则低回声包块，边界较清。内部可见较多的气体样强回声

**图1-20-1　右小腿肌肉声像图**

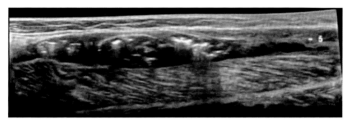

纵切面扫查示腓肠肌浅方不规则低回声包块，边界较清。内部可见较多的气体样强回声

**图1-20-2** 右小腿肌肉声像图

经仔细的病史采集得知，该患者有明确的牛接触史。后经实验室培养出牛型布鲁菌，最后诊断为"牛布鲁菌病"。

经过1周的治疗，复查超声示病灶内的气体回声消失，病变回声变为相对均一的低回声，病灶内可见血流信号，提示病变可能进入肉芽肿形成期（图1-20-3，图1-20-4）。

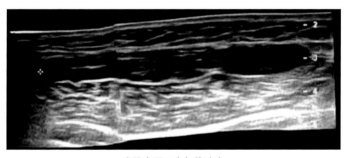

病灶内强回声气体消失

**图1-20-3** 右小腿肌肉声像图

**总结**：布鲁菌病是一种人畜共患疾病，由布鲁菌感染所致。布鲁菌是一类革兰阴性短小杆菌，大量分布在家畜体内，绝大部分的哺乳动物都可被感染。布鲁菌主要有羊型、牛型、猪型、犬型、森林鼠型及绵羊附睾型六种类型。羊型最小，对人类的致病力最强，猪型次之，牛型较弱，犬型偶尔可感染人。与牲畜直接接触是人患布鲁菌病的主要原因。在我国的新疆、内蒙古和东北地区，本病并不少见。

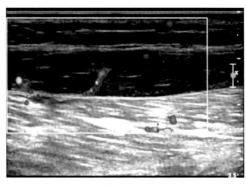

强回声气体消失,同时伴有血流信号,提示肉芽肿形成

**图1-20-4　右小腿肌肉彩色多普勒声像图**

布鲁菌可感染全身各个系统,发热是最主要的症状。不过,肌肉软组织内的局灶性感染并不多见。布鲁菌中的牛型、犬型和森林鼠型,这三种类型的代谢产物中有硫化氢。这也是本例牛布鲁菌病的病灶内出现气体的主要原因。不过与通常的产气荚膜杆菌相比,布鲁菌产生的硫化氢气体量很少,因此很少会造成产气荚膜杆菌感染时出现的气性坏疽。经过治疗后,细菌灭活,不再产生气体,病变内的气体就会渐渐消失。利福平或庆大霉素联合多西环素治疗效果好。

# 第二章　甲状腺

# 第一节 桥本甲状腺炎：问题的提出

随着对疾病认识的演变和不同学科间的磨合，有关甲状腺疾病的诊断，基本上形成了超声影像、临床诊断（症状、体征和血清学检查）和病理诊断的三角关系。当然不是排斥其他诊断方法，但基本的共识是：和其他影像手段相比，超声评判甲状腺疾病的综合准确性和性价比最优。MRI、CT及核医学在甲状腺疾病诊断中的角色已相对趋于淡化，只在少数情况下，如观察异位甲状腺、判断一个腺瘤是否为功能自主性腺瘤、评估超声不易探测部位的转移等，或优于超声。

超声是很个体化的专业，每个人对甲状腺的认识参差不齐。因此，对于年轻同行来说，怀着一些谨慎的甚至是敬畏的心理，了解超声的优势和局限性，并学习甲状腺的临床和病理文献，很有必要。

说起桥本甲状腺炎（Hashimoto thyroiditis, HT）的超声表现，无论是弥漫性的还是局限性的（又名结节型桥本甲状腺炎），整体的印象，用一个词是 variable，两个词是 extremely variable（Anderson 等，2010），FNA 活检诊断为桥本甲状腺炎（图 2-1-1，图 2-1-2）。

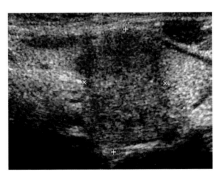

结节呈低回声，边界不规整，高大于宽

**图2-1-1 桥本结节声像图**

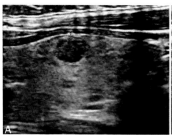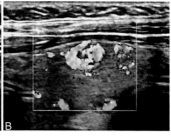

A.二维声像图；B.彩色多普勒声像图

**图2-1-2 桥本结节声像图**

资料来源：FU X S，GUO L M，ZHANG H B，et al. "Focal thyroid inferno" on color Doppler ultrasonography：A specific feature of focal Hashimoto's thyroiditis. European Journal of Radiology，2012（81）3319-3325

为什么这样？且看下述笔者的疑惑。

（1）什么是桥本甲状腺炎？桥本甲状腺炎和慢性淋巴细胞甲状腺炎可以画等号吗？

（2）病理学诊断的桥本甲状腺炎和临床诊断的桥本甲状腺炎有哪些是吻合的？哪些是不一致的？

（3）超声诊断的弥漫性桥本甲状腺炎和病理学诊断的弥漫性桥本甲状腺炎的关联性有多大（哪些吻合，哪些不吻合）？

（4）超声诊断的桥本甲状腺炎和临床诊断的桥本甲状腺炎（以甲状腺功能七项为主要依据）有多少吻合？临床上不同发病阶段和不同程度的桥本甲状腺炎，和超声的表现是否相关？是平行的还是有各自规律？治疗中和（或）治疗后的临床表现与超声表现的变化是怎样的关系？

（5）为什么桥本甲状腺炎患者有的是自限性的或一过性的，有些是长期隐匿的（latent），而有些进展很快？有些病变是可逆的而有些不可逆？上述不同的类型和超声表现有关吗？

（6）局限性桥本甲状腺炎如何定义？手术后组织病理诊断的桥本结节，和穿刺细胞学病理诊断的桥本结节的概念是否完全一致，超声表现有何异同？一个不均匀的实性结节，穿刺位置的不同是否影响病理诊断?

（7）超声上的弥漫性桥本甲状腺炎和局限性桥本甲状腺炎，是怎样的关系? 二者的界限何在? 二者是两个根本不同的疾病，还是一个疾病的两个不同阶段?

（8）桥本甲状腺炎的发病与甲状腺乳头状癌、甲状腺淋巴瘤发病的关系是什么? 超声的特点是什么?

（9）在桥本甲状腺炎基础上的甲状腺乳头状癌与单纯的甲状腺乳头状癌有区别吗? （预后有区别! ）

（10）桥本结节有特征性表现吗? 与其他结节尤其是恶性结节的哪些征象易混淆，以及怎样鉴别?

（11）基因突变检测已普遍应用于甲状腺乳头状癌的病理检查中，并对提示预后有意义。但基因突变率与桥本甲状腺炎是否有关系? 有和无基因突变的病灶，其超声表现有区别吗?

（12）不同超声表现的桥本甲状腺炎（包括弥漫性和局限性）的预后和转归有区别吗? 若有，对于甲状腺功能正常的患者，有无必要根据超声分型，选择观察还是药物干预?

（13）彩色多普勒超声发现：未经治疗的桥本甲状腺炎患者，其甲状腺实质内血流，可以正常、减少、不同程度增加，甚至出现弥漫性"火海征"（diffuse inferno）。局限性桥本结节的血供亦类似多样化，甚至少数有局限性"火海征"（focal inferno）。为什么?

（14）超声检查、血清学检查对比研究发现：血液中血管内皮生长因子（vascular endothelial growth factor，VEGF）在亚急性甲状腺炎、桥本甲状腺炎、甲状腺功能亢进症（简称甲亢）三组患者中均增高，亚急性甲状腺炎甚至高于桥本甲状腺炎和甲亢，但前者为什么不出现"火海征"?

# 第二节　桥本甲状腺炎：三观一致的桥本甲状腺炎

这里所说的三观，不是世界观、人生观和价值观，而是指桥本甲状腺炎的三种观察角度：临床及血清学角度、组织病理角度和超声影像角度。三者既相互关联又各自不同，由于对该病的界定有所不同，加之该病本身的发病规律、转归及其累及的广度和深度的差异很大，因而使得其超声表现犹如川剧特技变脸，一张脸在红、黄、蓝、绿、棕、黑、白之间切换，其本来面目反而令人迷惑不解。

【桥本甲状腺炎的由来】

桥本甲状腺炎是以日本医学家桥本策（Hashimoto Hakaru，1881—1934）的姓氏命名的，特指发生于甲状腺的一种自身免疫性疾病。巧合的是，桥本策与鲁迅同年出生，20世纪初，日本在亚洲率先进入现代化，一大批中国人（仅学医的人就包括鲁迅、孙中山、郭沫若、郁达夫等）去日本学习，试图为危机四伏的中国找到救国良方。有趣的是，那时德国大学的科技水平已经在全球领先，就在大批中国人奔赴日本时，很多日本人则去德国学习，鲁迅在自传中提到过，他先在仙台市学医，后去东京，也曾想自东京去德国但没成功。1912年，正在德国进修的来自日本九州大学（Kyushu University）医学院的医生桥本策在德国的医学杂志上发表文章，首次描述了一种甲状腺功能低下的4例患者的临床及病理表现：甲状腺肿大，甲状腺功能减退症（简称甲减），镜下见甲状腺自身滤泡被破坏，取而代之的是密集的淋巴细胞浸润及纤维化。桥本策把这种发现称为 struma lymphomatosa（类似淋巴瘤样的甲状腺肿）。这在当时的医学界，对一类甲状腺肿大伴功能低下，并引起一系列全身症状的疾病的理解提供了崭新的视角。由此揭开了对该病的研究序幕，直到一百多年后的今天，除了公认这是一种自身免疫性甲状腺疾病外，对该病的机制仍然未完全阐明。但通过甲状腺激素（如优甲乐）的补充疗法，医学界已能够控制该病，使其对患者生活质量的影响降至最低。除了引起甲状腺功能低下，桥本甲状腺炎患者的另两个重要隐患，就是甲状腺淋巴瘤和甲状腺癌。

【甲状腺的组织学】

在以后的章节中，对桥本甲状腺炎（不论是弥漫性桥本甲状腺炎还是局限性桥本甲状腺炎）超声表现的介绍中会屡屡出现"滤泡破坏"这个词，虽然病理科医生对它再熟悉不过，但对一部分超声医生来说可能有点抽象，因此，我们先看看正常甲状腺滤泡的形态。

正如医院是由若干科室组成，每个科室又是由一个个员工组成的，甲状腺的基本功能单位是甲状腺滤泡，每个滤泡又由上皮细胞组成。在镜下，这些上皮细胞单层排列成花环状，花环的中心为胶质，这些组织学特点在 1664 年首次由 Websterson 发现（图 2-2-1）。

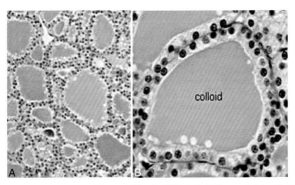

A. HE，×100；B. HE，×400。滤泡及上皮细胞；colloid：胶质

**图2-2-1** 甲状腺组织图

胶质内主要成分是甲状腺球蛋白（thyroglobulin），它是甲状腺激素的前身，滤泡细胞在垂体分泌的促甲状腺激素（TSH）刺激下，利用胶质内的甲状腺球蛋白合成甲状腺激素 $T_3$ 和 $T_4$，

释放入血液后可作用于全身，甲状腺激素对维持和促进人体新陈代谢起重要作用，激素过多过少都是问题。

在甲状腺滤泡的间隙，还散在分布着少量滤泡旁细胞（parafollicular cells），他们的主要作用是分泌降钙素（calcitonin），使血中的钙离子浓度维持在平衡的状态。

【三观一致的桥本甲状腺炎】

桥本甲状腺炎，除了公认是一种针对甲状腺的自身免疫性疾病，其发病机制至今仍不太清晰，可能是遗传因素和环境因素共同作用的结果。该病的临床诊断依据是血液内 $T_4$ 降低，TSH 升高，甲状腺自身抗体（甲状腺球蛋白抗体和过氧化物酶抗体）阳性（文献原文：The clinical diagnosis is confirmed by low serum $T_4$ levels，high thyroid-stimulating hormone levels，and the presence of autoantibodies to thyroglobulin and thyroid peroxidase.）（Pearce 等，2003）。与此对应的，组织病理学表现为密集而广泛的淋巴细胞浸润，淋巴生发中心形成，甲状腺滤泡破坏（导致甲状腺激素分泌不足），伴或不伴纤维结缔组织增生（图 2-2-2）。符合上述临床和病理条件的患者，在人群中的概率约为 5%，女性远远高于男性。

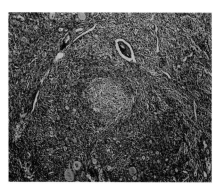

广泛的滤泡破坏，密集的淋巴细胞浸润，淋巴生发中心生成（HE，×100）

**图2-2-2** 桥本甲状腺炎的病理组织图

上述临床及病理表现对应的超声表现，是较常见的：甲状腺增大以厚径为著，回声不均匀减低，可呈网格状结构，血流信号增多，有时呈"火海征"。滤泡萎缩和胶质减少、淋巴细胞密集浸润都使甲状腺回声减低，纤维增生则形成条索样高回声（图2-2-3）。

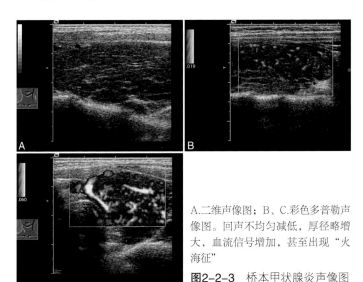

A.二维声像图；B、C.彩色多普勒声像图。回声不均匀减低，厚径略增大，血流信号增加，甚至出现"火海征"

**图2-2-3** 桥本甲状腺炎声像图

上述临床、病理和超声三者相统一，就是最"根红苗正"的桥本甲状腺炎，然而，它们只是冰山之一角，实际情况远比此复杂。

## 第三节 桥本甲状腺炎：桥本甲状腺炎的病理界定尺度及对超声医生认知的影响

【桥本甲状腺炎的超声表现：回声强度】

有很多疾病，从最初发现及描述的同时即给了它一个界定。但随着时间的推移，此病的研究病例在增加，研究深度在加深，疾病谱的成员也随之增加。虽然疾病的名称没变，但其定义已非是最初的定义所能覆盖了，如"网球腿"最初所指的就是跖肌及跖肌肌腱损伤，后来把腓肠肌和比目鱼肌的损伤都纳入进来。淋巴瘤就更是如此，疾病谱也越来越广泛。桥本甲状腺炎的定义也是这样，100 多年前，最初由桥本策报道的是一类具有甲状腺功能低下伴甲状腺肿大组织病理特点的疾病。在镜下，淋巴细胞浸润，导致滤泡破坏，使得滤泡细胞合成和分泌甲状腺素激素下降，因而出现甲低症状，这是桥本甲状腺炎的典型特点。40 年后即到了 20 世纪 50 年代，该病才被正式归类为甲状腺自身免疫性疾病。在病理学上，"淋巴细胞浸润"成了识别该病的主要依据，因此很多教科书和文献在介绍该病时，均说"桥本甲状腺炎，又叫慢性淋巴细胞甲状腺炎（chronic lymphocytic thyroiditis, CLT）"。由于淋巴细胞浸润的范围和密集程度，在不同患者间差异非常大，这就使患者群相比最初的界定人群大大地增多了，这就是为什么不同的文献报道的桥本甲状腺炎流行病学资料中的患病率差异非常大的原因。而对桥本甲状腺炎不同的诊断标准，也造成了不同样本中，其超声表现差异也非常大，故而研究结果令人十分困惑。先介绍弥漫性的淋巴细胞甲状腺炎的超声表现之一：回声强度（了解弥漫性桥本甲状腺炎的甲状腺回声强度，可能对了解局限性桥本结节的回声类型有帮助）。

　　先看下面这幅因甲状腺手术得到的病理图和相应的声像图（结节以外的实质）（图 2-3-1）。

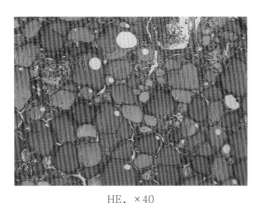

HE，×40

**图2-3-1　正常甲状腺实质组织图**

上图甲状腺滤泡的结构和排列都是正常的，相对应的超声表现如图 2-3-2。

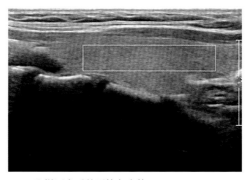

取样区实质的平均灰度值115.7，SD 9.62

**图2-3-2　　正常甲状腺声像图**

当然从医学伦理上说，不能为了研究超声与病理的关系，而将这样看上去正常的甲状腺进行组织学取材，该患者是因为肿瘤而手术切除甲状腺得到的标本，上述图片来自 Shin 等的研究，共采集了 441 例甲状腺肿瘤手术患者的术前灰阶声像图，并对每例的甲状腺实质回声强度（结节以外）用计算机软件进行量化，观察实质回声强度及均匀度与其组织病理的关系（甲亢、放射性治疗等病例不纳入研究）。作者根据病理将 441 例甲状腺分为三组：实质正常组（318 例，占 72%），淋巴细胞甲状腺炎组（123 例，占 28%）。可见甲状腺结节手术患者中，有超过 1/4 是伴有淋巴细胞浸润的，这个比例远远高于从临床实验室（甲状腺功能及抗体）角度的患病率。令人关注的是研究者又进一步将慢性淋巴细胞甲状腺炎分为两个亚组，根据其组织病理学的严重程度分为慢性淋巴细胞甲状腺炎组（70 例，占 16%）和桥本甲状腺炎组（53 例，占 12%）。请注意该研究团队中病理医生对桥本甲状腺炎的诊断标准（这对于超声医生常常对桥本甲状腺炎的超声表现的困惑颇有助益）："CLT was defined when histologic features showed diffuse lymphocytic infiltrate, oxyphilic cells，and formation of lymphoid follicles with germinal centers. HT was defined when histologic features showed CLT with follicular atrophy，diffuse destruction of thyroid follicles，fibrosis，and follicular cell regeneration"。

　　从上述看出：桥本甲状腺炎的组织学诊断标准除了具备慢性淋巴细胞甲状腺炎的"弥漫性淋巴细胞浸润，滤泡嗜酸性变性，淋巴生发中心生成"的表现外，还要满足"滤泡萎缩，弥漫性滤泡破坏，纤维化，滤泡细胞退变"等条件。这和我们通常认可的"慢性淋巴细胞甲状腺炎等于桥本甲状腺炎"的概念相抵触。那么，不同的病理诊断和超声的灰阶表现有关系吗？该研究首次给出了循证医学的证据，并量化了回声强度，结果是：慢性淋巴细胞甲状腺炎组回声低于正常组，桥本甲状腺炎组又低于慢性淋巴细胞甲状腺炎组，也就是说，组织学上疾病越严重，声像图中回声强度相应越低（图2-3-3，图2-3-4）。

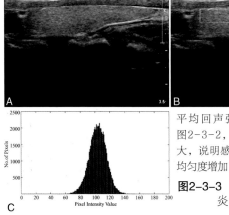

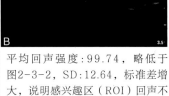

平均回声强度：99.74，略低于图2-3-2，SD：12.64，标准差增大，说明感兴趣区（ROI）回声不均匀度增加

**图2-3-3**　慢性淋巴细胞甲状腺炎的灰阶声像图

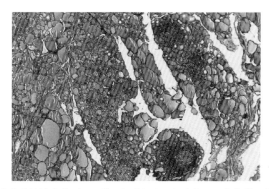

甲状腺自身的滤泡大小不一，淋巴细胞浸润可见密集呈团状的淋巴生发中心
（HE，×40）

**图2-3-4　慢性淋巴细胞甲状腺炎的病理组织图**

其实从病理学看，多数文献都会将此例归类到桥本甲状腺炎了，因为淋巴生发中心形成，伴滤泡缩小和嗜酸性变，多数的病理医生就诊断为桥本甲状腺炎了，但该研究中的病理医生认为这还不是"根红苗正"的桥本甲状腺炎，只归类为淋巴细胞甲状腺炎，确实肉眼看超声表现和正常实质也没太大区别，真正的桥本甲状腺炎是这样的（图2-3-5，图2-3-6）。

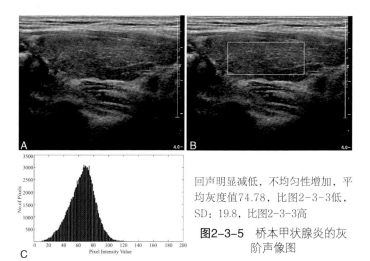

回声明显减低，不均匀性增加，平均灰度值74.78，比图2-3-3低，SD：19.8，比图2-3-3高

**图2-3-5　桥本甲状腺炎的灰阶声像图**

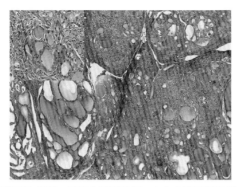

淋巴细胞浸润更加密集，滤泡大范围破坏，左上角所示纤维结缔组织增生（HE，×40）

**图2-3-6　桥本甲状腺炎的病理组织图**

这篇文章不仅证实了之前一些文献中靠肉眼观察所得到的"桥本甲状腺炎回声减低是淋巴细胞浸润导致"的论断，且首次以大样本的组织学和超声联合应用的对照研究，从循证医学的角度证实了回声强度和疾病程度的相关性。比如，曾有推测说：回声减低与淋巴细胞浸润和甲状腺功能低下有关（The decreased echogenicity is a result of lymphocyte infiltration and often correlates with hypothyroidism）（Hayashi 等，1986），后来又有报道说若超声表现为弥漫性低回声微小结节型（micronodules，1～7 mm）对桥本甲状腺炎的阳性预测值为95%（Yeh 等，1996），认为淋巴生发中心与低回声微小结节相关，小结节边缘的环状高回声（echogenic rim）是纤维组织增生所致。

笔者仍有一些疑惑，如少数桥本甲状腺炎进展很快，会导致甲状腺严重纤维化，此时的声像图反而表现为回声增强，所以还不能绝对说回声越低，疾病越严重。下例为临床诊断的桥本甲状腺炎、甲减，TSH＞10 mIU/L（0.27～4.2 mIU/L），TPOAb（甲状腺过氧化物酶抗体）＞1300 IU/dL，声像图呈回声不均匀增强改变（图2-3-7）。

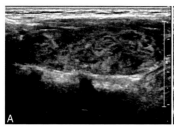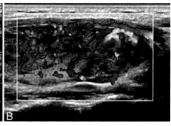

A.二维声像图；B.彩色多普勒声像图。回声不均匀增强，可能由于严重纤维化所致，血流信号明显增加

**图2-3-7** 桥本甲状腺炎声像图

事实上，其一，若该病例病情继续进展，纤维化进一步加重，则可出现甲状腺萎缩，血流信号反而减少，只有靠极高的抗体滴度和病史演变才能和木样甲状腺炎区分。

其二，有些尸检资料证实还有比该研究更轻微的"淋巴细胞散在的灶性浸润"，甲状腺滤泡几乎没有破坏，甲状腺功能甚至抗体都无异常，超声表现的演变如何，仍然缺乏资料证实。

其三，目前甲状腺穿刺资料更多是细胞学而非组织病理学，前者获得的细节无法和后者相比，所谓"桥本甲状腺炎"的样本就非常笼统，超声表现则更加多样化。

## 第四节　桥本甲状腺炎：桥本甲状腺炎的超声假阳性及假阴性（内分泌学角度和病理学角度）

上节介绍了 Shin 等 2016 年发表的一篇文章，该研究揭示了桥本甲状腺炎的病理诊断标准的不同对超声认知的影响，其结论是：对于淋巴细胞甲状腺炎，灰阶超声展示的甲状腺回声强度与淋巴细胞浸润的程度呈负相关。这一发现的价值在于能帮助理解：①当淋巴细胞浸润比较少时，灰阶超声可能没有阳性发现；②当淋巴细胞浸润不均匀时，就类似于看不均匀脂肪肝一样，同样会发现甲状腺内某个区域呈低回声或高回声，前者为细胞浸润密集区，后者是相对正常的甲状腺实质（只能说相对，因为也很可能有少许细胞浸润）。

下面我们复习一下这个病例的超声图像（图2-4-1）。

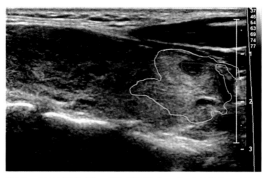

甲状腺下极有一边界较清晰但不规则的偏高回声区（黄线区域），在后者内部又有一低回声小"结节"（红线区域）

**图2-4-1 弥漫性桥本甲状腺炎声像图**

很显然，图2-4-1中总体的甲状腺实质是典型的桥本甲状腺炎表现，而这个所谓的高回声区，是淋巴细胞浸润程度低、相对正常的一片实质。而红色的区域，又是淋巴细胞浸润比较密集的区域，有趣的是，这个局部的低回声小"结节"，内部血流极丰富，即使减低 color 的增益，仍会发现有局部的血流全覆盖，遂把此类现象称为局限性"火海征"（图 2-4-2）。

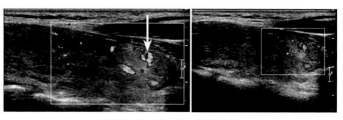

局限性"火海征"（箭头）

**图2-4-2 弥漫性桥本甲状腺炎彩色多普勒声像图**

以往的研究揭示，该现象是局限性桥本甲状腺炎的特异性表现，当然，并非所有的低回声区的局限性桥本甲状腺炎都呈现该征象，就像并非所有的弥漫性桥本甲状腺炎都呈"火海征"一样，其机制目前并未完全清晰。

由于绝大多数的临床教科书都把桥本甲状腺炎等同于慢性淋巴细胞甲状腺炎，因此，现在所说的桥本甲状腺炎，其诊断标准已经很宽泛了，不像起初的定义那么严苛，尤其是超声引导下活检的日益增多，这使得大量隐匿的病例被发现，不可否认这也是该病的发病率增高的原因之一。作为超声医生你可能会有这样的经历：超声诊断为桥本甲状腺炎的病例，被临床医生"否定"，理由是甲状腺功能及抗体结果均为阴性，正当你为"误诊"而尴尬时，因为某种机缘（比如有结节而手术或活检），又被病理科诊断为桥本甲状腺炎，超声的诊断又被"平反"。相反的情况也有：血清学已出现高滴度的甲状腺自身抗体，且伴有亚临床甲减（$5 \ \text{mIU/L} < \text{TSH} < 10 \ \text{mIU/L}$，$T_4$ 正常），临床确诊为桥本甲状腺炎并已准备小剂量药物（左甲状腺素钠片）干预时，超声医生却因没有明显的阳性发现，而纠结于如何诊断。事实上，桥本甲状腺炎的临床诊断和病理诊断之间，也常有不吻合的地方。相当多的病例，是血清学阴性，而通过超声筛查发现。而且，现在大量应用的细胞病理学（FNA 活检）和组织病理学检查，诊断标准更不统一，因为细胞学没法看到淋巴生发中心，也几乎无法判断细胞浸润的程度。

Kim 等的一项研究报道了超声、组织病理学和抗体阳性的吻合程度，它将 2000 多个接受超声检查的患者中因发现各种病灶接受手术的 340 例患者作为研究对象，这样每个患者均有其组织病理学检查结果。结果显示，病理上诊断慢性淋巴细胞甲状腺炎 60 例，其中桥本甲状腺炎 33 例（后者的诊断标准是在前者基础上，有滤泡的破坏，淋巴生发中心生成和纤维化）。在这 60 例中，超声能显示阳性有 53 例，也就是说假阴性有 7 例，但是在这 60 例中，只有 14 例，不到 1/4 的患者有 TPOAb 升高，其余 46 例被本研究的团队归类为"局限性淋巴细胞甲状腺炎"，尽管其超声仍表现为弥漫性病变。

# 第五节　桥本甲状腺炎：细胞学路径诊断的桥本甲状腺炎及桥本结节（病理的诊断依据及与超声的关系）

本节介绍的文献发表于 *Thyroid Research*，题目是"Hashimoto thyroiditis is more frequent than expected when diagnosed by cytology which uncovers a pre-clinical state"（翻译：细胞学路径诊断的桥本甲状腺炎的患病率远比预想的高，并揭示了该病的临床前期状态），作者是 Staii 等。由于研究团队是内分泌科的医生，与外科及超声科医生更关心良恶性的鉴别不同，该文所关注的焦点，一是桥本甲状腺炎的患病率，比以往临床资料所报道的高得多；二是被确诊为桥本甲状腺炎的患者中，甲状腺功能正常者的所占比例相当高，这部分病例处于临床前期状态（pre-clinical state），早期发现这部分"隐匿"（latent）的病例，对于预测将来可能发生的甲减，尤其是对于孕妇来说更有意义，因为后者的这种隐匿状态的治疗，能改善宫内胎儿的预后，对新生儿神经生理的正常发育也很有意义。

研究对象为 811 例经超声发现有 > 1 cm 病灶的病例，均做了超声引导下的细胞学活检，共 761 例获得了明确诊断。其中，诊断为桥本结节者 102 例，占诊断病例的 13.4%，这一比例大大高于文献报道的白种人群的桥本甲状腺炎的患病率 1% ~ 2%。这 102 例通过病理学诊断的病例中，46 例有临床甲减，9 例亚临床甲减（甲状腺功能正常，TSH 高于正常但通常低于 10 ng/dL），余 47 例血清学完全正常。而在这三组中均包含 TPOAb（被认为是自身免疫性甲状腺病最敏感的指标）阴性的病例，说明 TPOAb 阴性并不能除外桥本甲状腺炎。

　　该研究强调了穿刺病例的适应证的选择，是按照当时的美国甲状腺协会（American Thyroid Association，ATA）指定的标准。超声医生关心的是细胞学诊断该病的标准。因为之前介绍过组织学的诊断标准，与细胞学有一些差异，淋巴生发中心、滤泡破坏、纤维结缔组织增生等同时存在是经典的诊断依据，但细胞学的路径所得到的信息要少得多，无法看到上述细节。该研究的诊断标准，原文：The cytological diagnosis of Hashimoto's thyroiditis relied on the presence of both an inflammatory infiltrate accompanied by thyroid follicular cells. Mixed population of lymphocytes，sometimes represented in the form of crushed lymphocytes and lymphoglandular bodies（cytoplasmic debris）together with the presence of Hurthle cells were described in all cytology reports〔翻译：桥本甲状腺炎的细胞学诊断依赖于同时存在炎性浸润和甲状腺滤泡细胞。在所有细胞学报告中均描述了淋巴细胞混合群，有时表现为压碎的淋巴细胞和淋巴结小体（细胞质碎片）及存在 Hurthle 细胞〕。概括上文，FNA 活检的桥本甲状腺炎的诊断依据是满足两个条件：炎性细胞（淋巴细胞）浸润和嗜酸性的许特尔细胞（Hurthle cells）。这个诊断依据，比组织学上的诊断标准有所放宽，这更会使大量隐匿状态的桥本结节被发现，而该研究认为"a euthyroid stage of Hashimoto thyroiditis exists and that progression to a full-blown disease stage is a matter of time"（这些甲状腺功能正常的病例发展成临床甲减的桥本甲状腺炎只是时间问题），当然，这个观点有些绝对，可能很多病例会长期处于临床静止状态，这还需要长期随访的大样本的循证医学的证据。尽管如此，发现这些病例对于妊娠期妇女体内胎儿，以及新生儿的意义，也得到了其他文献的支持。

　　了解这些不同的诊断路径，目的是为了解声像图的多样

<br>

性，以及为什么客观存在那么多桥本结节，而超声医生提示诊断的却很少。其实，任何领域，都是在前人日积月累的经验和教训中进步的。有观点认为见到结节直接穿刺，可是超过50%的成年人超声筛查会发现"病灶"（Cronan，2008），不可能都行穿刺活检。而20世纪70年代的一项146例尸体解剖的资料证实，22%的人病理结果发现有局限性甲状腺炎（Harris和Palmer，1980），这些病例均无甲状腺疾病史，甲状腺功能正常。这么庞大的群体，是超声医生工作中不可避免的一个问题。回顾Staii等的研究中提供的声像图和病理组织图（图2-5-1，图2-5-2）。

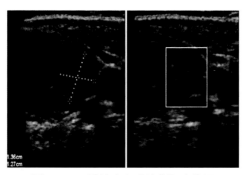

**图2-5-1**　甲状腺内"结节"声像图

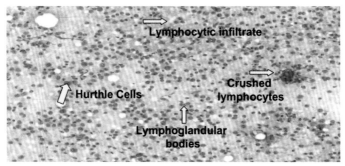

HE，x10；Hurthle cells：Hurthle细胞，lymphocytic infiltrate：淋巴细胞浸润，Crushed lymphocytes：压碎的淋巴细胞，Lymphoglandular bodies：淋巴结小体

**图2-5-2**　甲状腺内"结节"病理组织图

从声像图看，该病灶是在弥漫性病变的背景下，原文对此没有说明。

这篇文献给我们的启示：①这是首次由内分泌医生自己揭示了桥本结节比他们原来预测的要多，在没有病理之前，当临床内科医生否定超声医生的诊断时，超声医生先别急着"认错"，因为甲状腺功能甚至抗体都不能成为诊断的绝对依据；②发现局灶性桥本甲状腺炎时，以往我们认为是良性，没有意义，尤其是甲状腺功能正常者或亚临床甲减者，但内分泌医生不这么认为，尤其对于某些总是不明原因的胚胎停育的妊娠期妇女，以及对新生儿的意义，已经得到了临床的重视；③如果要穿刺活检，结节内部有局灶性低回声，穿刺一定要对这个区域取材，病理可能会得到更加密集的细胞浸润的信息；④细胞学穿刺，不是只要发现淋巴细胞浸润就一定是桥本甲状腺炎，还要有嗜酸性细胞，为什么？下节对该病的组织病理学分类和分度的介绍，将会揭开这个疑问，同时我们也会明白，为什么病理医生有的比较保守，还要结合更多关于患者的临床信息，才会诊断桥本甲状腺炎。因为，一部分 Graves 病，同样可以有散在的淋巴细胞浸润，只是一般没有滤泡破坏和嗜酸性细胞。还有更复杂的情况，就是细胞的浸润造成滤泡破坏的同时，还有滤泡的复旧或者叫再生（regeneration）。这部分结节，有的病理医生诊断为桥本甲状腺炎，而换一个医生可能诊断为增生性结节伴淋巴细胞浸润。

请看下面这个病例（图 2-5-3）。

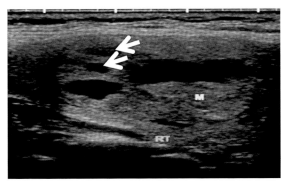

等回声结节（箭头），边界整齐，中心部有无回声坏死区；RT：右侧，
M：肿物

**图2-5-3**　甲状腺结节声像图

此类结节以往诊断为"腺瘤部分囊性变"，再结合其病理
图片（图 2-5-4），诊断桥本结节的条件已经够了，但也可诊断
为增生性结节（结节性甲状腺肿）伴淋巴细胞浸润，继续看这
个病灶的另一张病理图片（图 2-5-5），结合其左侧明显的淋巴
细胞生发中心，诊断为桥本甲状腺炎。

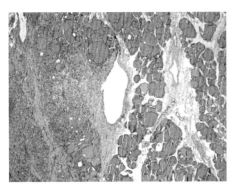

左侧区可见密集的淋巴细胞浸润，滤泡大片破坏，中间空洞为坏死区，空洞
的左上方滤泡增大，空洞的右侧为接近正常滤泡，再往右是纤维组织增生
（HE，×40）

**图2-5-4**　甲状腺结节的病理组织图

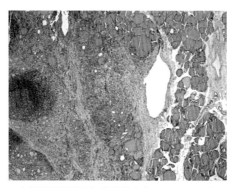

左侧明显的淋巴细胞生发中心（HE，×40）

**图2-5-5** 甲状腺结节的病理组织图

上例中，就是淋巴细胞甲状腺炎的组织学分类中的"mixed group"，这是四大类中的一类。

## 第六节　桥本甲状腺炎：淋巴细胞甲状腺炎的病理分型和分度及其与甲状腺功能的关系

上节的文献介绍了细胞学上诊断桥本甲状腺炎的依据。我们了解到，FNA 活检发现淋巴细胞和嗜酸性的 Hurthle cells，病理可诊断为桥本甲状腺炎。如果只发现前者，就提示"淋巴细胞浸润"，但也有的研究者认为，后者只不过是桥本甲状腺炎的早期阶段，在排除 Graves 病的前提下，也可一并归入桥本甲状腺炎。而且没看到嗜酸性 Hurthle cells 并不一定就没有，还受取材的技术等因素影响（因此，每篇研究中都会写出 FNA 活检后有多少例没有确诊，需要从研究样本中排除或进行进一步的组织学取材）。需注意的是，甲状腺弥漫性淋巴瘤和弥漫硬化型甲状腺乳头状癌这两种疾病，由于通常都是在桥本甲状腺炎的基础上发生，FNA 活检取材后，有可能只报告桥本甲状腺炎而漏掉更重要的信息。

按上述标准，如果 FNA 活检的目标是声像图上的一个"结节"，就可以直接诊断为桥本结节，而这个结节周围的甲状腺实质声像图可以是正常的，也可以是在弥漫性桥本甲状腺炎的背景下的，在逻辑上，前一类更符合严格意义的局限性桥本甲状腺炎（focal hashimoto thyroiditis）的概念。通常病变范围较小时，血清学的化验结果多是阴性的，这对超声诊断的挑战就比较大，容易造成过度干预；而在弥漫性病变背景下的结节，FNA 活检也诊断为桥本结节，这一类结果是阳性的比例就比较高。但有的研究，把结节型桥本甲状腺炎（nodular hashimoto disease）和局限性桥本甲状腺炎等同起来，穿刺后诊断为桥本甲状腺炎的结节都看作是局限性桥本甲状腺炎，这和病理上的局限性桥本甲状腺炎严格意义上是不一致的（Langer 等 2001 年在 *American Journal of Roentgenology* 与 Takashima 等 1992 年在 *Radiology* 发表的这 2 篇文章的 "focal thyroiditis" 的病例都属于这种情况）。Langer 将图 2-6-1 归类为 focal thyroiditis，实际上这个大结节周围的背景已经是弥漫性桥本甲状腺炎了。

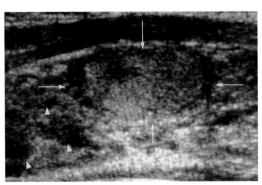

桥本结节（箭头），另有许多"微结节"（三角标）

**图2-6-1** 桥本甲状腺炎声像图

本节介绍的是 Mizukami 等 1992 年发表于 *Human Pathology* 的一篇文章，这是一篇很经典的文章，研究跨度为五年，详尽地介绍了组织学上对淋巴细胞甲状腺炎的分类。虽然已过去 28 年，但仍然是值得参考的研究成果。不仅介绍了桥本甲状腺炎的不同类型，同时也介绍了各型患者的甲状腺功能状况。文章并没涉及超声表现，但当把这篇文章的各类病理图和我们随访过的一些病例术后病理图比较时，不少都能对号入座，这对帮助我们理解声像图的多样性很有启发。

本研究的对象为 601 例粗针组织学活检证实为慢性淋巴细胞甲状腺炎的患者，入选穿刺的条件是甲状腺弥漫性肿大伴甲状腺抗体升高。临床典型的 Graves 病、单纯性甲状腺肿、产后甲状腺炎等的病例不纳入研究。多数进行双侧甲状腺实质取材。该研究将组织学表现分为四大组：慢性甲状腺炎，嗜酸性组（chronic thyroiditis，oxyphilic）；慢性甲状腺炎，混合组（chronic thyroiditis，mixed）；慢性甲状腺炎，局限型（chronic thyroiditis，focal），就是严格意义上的局限性甲状腺炎（见第二章第七节）；慢性甲状腺炎，增生型（chronic thyroiditis，hyperplastic），通常为甲状腺功能增高型（见第二章第十二节）。

【慢性甲状腺炎，嗜酸性组】

慢性甲状腺炎，嗜酸性组表现为：弥漫性细胞浸润（中度至重度）；滤泡上皮嗜酸性变性（接近全部）；轻度至重度纤维化。这一类就是传统的弥漫性淋巴细胞甲状腺炎（经典的桥本甲状腺炎），符合该型的 137 例样本，85% 为甲减（包括亚临床甲减和完全甲减），12% 甲状腺功能正常，2% 甲状腺功能升高（无 Graves 病，不除外药物性）。可见滤泡上皮嗜酸性变和淋巴细胞浸润的程度，与甲减呈明显相关性。这一类就是在声像图上常见的那一类，之前讲的"三观一致的桥本甲状腺炎"。图 2-6-2 与图 2-6-3 为该组代表性的病理组织图。

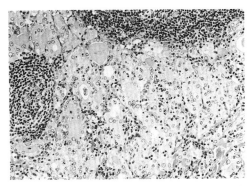

弥漫性细胞浸润及生发中心，广泛上皮变性，几乎没有正常滤泡
（HE，×78）

**图2-6-2**　慢性甲状腺炎，嗜酸性组病理组织图

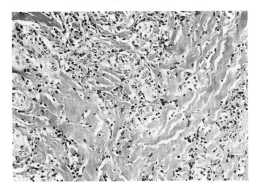

严重的纤维化及滤泡破坏（HE，×78）

**图2-6-3**　慢性甲状腺炎，嗜酸性组病理组织图

【慢性甲状腺炎，混合组】

　　慢性甲状腺炎，混合组表现为：中等程度细胞浸润；滤泡呈多种表现并存，正常的、增生的、嗜酸性变（萎缩或破坏）的均有；极轻度或轻度纤维化。

　　161例患者的甲状腺功能的状态很多样：23%升高，39%正常，33%为亚临床甲减，5%为甲减。由于该研究没有涉及超声表现，笔者猜测该组中只有不到1/5的病例甲状腺功能升高的原因，可能是由于伴随淋巴细胞浸润的同时，一部分泌滤泡破坏，可短期释放出滤泡上皮内储存的甲状腺素入血液，导致短期内甲状腺功能升高，而储存的这些激素消耗殆尽后，就变成持续的甲减，在临床上确实碰到过这类病例，它不是 Graves 病，但如果只查甲状腺功能而不查相关抗体，容易误诊为甲亢，这时超声检查出现的"火海征"和甲状腺肿大，再结合血清学结果，会进一步误导诊断思路，如果贸然服用抗甲状腺药物，会很快出现严重甲减。另一种可能，结节性甲状腺肿大，滤泡的增生和破坏并存，二者不同比例的组合，会出现甲状腺功能升高、正常和减低等各种血清学表现。关于甲状腺滤泡破坏可导致一过性甲状腺功能升高，并出现随后的甲减，也可出现在亚急性甲状腺炎和产后甲状腺炎，参见 Richardson 等 2003 年发表于 *The New England journal of medicine* 的研究，原文：Inflammatory destruction of the thyroid may lead to transient thyrotoxicosis as preformed thyroid hormones are released from the damaged gland. As thyroid hormone stores are depleted，there is often a progression through a period of euthyroidism to hypothyroidism（翻译：甲状腺的炎性破坏可能导致一过性甲状腺毒症，因为预形成的甲状腺激素从受损的腺体中释放。由于甲状腺激素储备耗尽，在甲状腺功能正常的一段时间内常进展为甲状腺功能减退）。

因此，所谓的甲亢合并桥本甲状腺炎，在很多情况下，实际上就是某些桥本甲状腺炎初期发病比较急骤，短期内破坏滤泡造成一过性 $T_3$、$T_4$ 增高，并非 Graves 病合并桥本甲状腺炎，虽然理论上二者也有可能同时存在，但是概率很小。

我们看到研究中提供的低倍病理组织图和高倍病理组织图（图 2-6-4，图 2-6-5），和我们的一些病例很相似，由此知道了该类疾病的声像图表现。

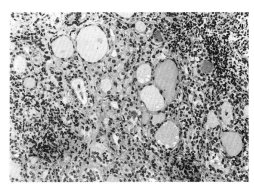

低倍镜下，广泛的细胞浸润伴滤泡部分破坏，剩余的滤泡正常的、增生的、嗜酸性变的三种并存。混合型（HE，×100）

**图2-6-4　淋巴细胞甲状腺炎病理组织图**

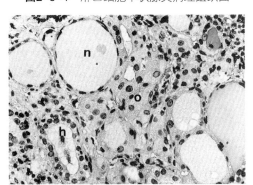

高倍镜下，可见三种滤泡。正常的滤泡（n）：上皮细胞为扁平形，单层围成一圈；增生的滤泡（h）：上皮呈高柱状或立方形；嗜酸性（o）：滤泡破坏，上皮嗜酸性变。混合型（HE，×400）

**图2-6-5　淋巴细胞甲状腺炎病理组织图**

　　这篇文献解开了笔者多年的困惑：为何超声发现的病灶，术后病理有的诊断为增生性结节伴淋巴细胞浸润；有的直接诊断为桥本结节。实际是关注点不同，若是FNA活检，就一律归类为"桥本结节"了。以下3个病例就是这类。

　　病例1　混合型桥本结节（图2-6-6，图2-6-7）。

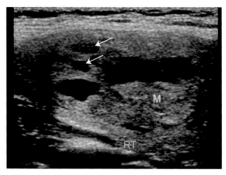

灶状低回声区（箭头）；RT：右侧，M：肿物

**图 2-6-6** 桥本结节声像图

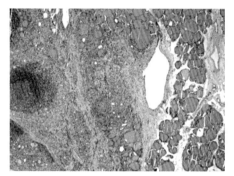

低倍镜下，病理分类属于混合型（HE，×40）

**图2-6-7** 桥本结节病理组织图

病例2 术后证实的桥本结节（图 2-6-8）。

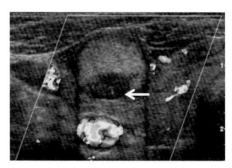

等回声结节内部灶状的低回声区（箭头）

**图2-6-8** 桥本结节彩色多普勒声像图

病例3 术后证实的桥本结节（图2-6-9，图2-6-10）。

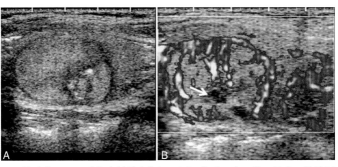

A.二维声像图；B.彩色多普勒声像图。周围实质回声正常；箭头：灶状低回声

**图2-6-9 桥本结节声像图**

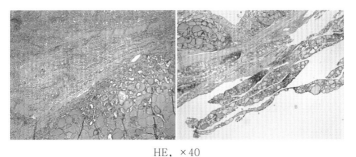

HE，×40

**图2-6-10 桥本结节术后病理组织图**

图2-6-10中滤泡破坏后胶质释放，以及纤维组织增生明显，这可能是声像图呈偏高回声的原因，少部分滤泡呈增生表现。淋巴生发中心明显。

慢性甲状腺炎：局限型，就是严格意义上的局限性甲状腺炎，也可以呈现为灰阶超声的结节，见下节。

# 第七节　桥本甲状腺炎：局限性甲状腺炎的病理分型和分级及其甲状腺功能表现

继续学习上节的文献，本节讨论局限性甲状腺炎的病理分型和分级及其甲状腺功能表现，并提供我们自己的相关病例与大家分享（Mizukami 等，1992）。

【慢性甲状腺炎，局限型】

组织学诊断：穿刺样本中，只见散在的（spotted）或局部的细胞浸润，周围滤泡上皮基本没有嗜酸性变，没有或极微量（minimal）的纤维组织增生。根据淋巴细胞浸润占的比例（即正常滤泡被取代的比例），分为 3 级。

◆轻度（mild）：散在的淋巴细胞浸润，滤泡破坏少于 10%。

◆中度（moderate）：滤泡破坏 10% ~ 50%。

◆重度（marked）：滤泡破坏多于 50%。

穿刺样本中这一组有 149 例：83% 甲状腺功能及 TSH 正常，14% 亚临床甲减（TSH 高，$T_3$、$T_4$ 正常），2% 甲状腺功能升高，只有 1 例甲减。

由于该研究是针对甲状腺实质取材（入选的病例是甲状腺抗体阳性并伴有甲状腺肿大），而不是在超声引导下对"可疑区域或病灶"穿刺，但对我们仍有启示作用，作者强调，少数出现亚临床甲减的病例，多为重度组（视野中滤泡超过 50% 消失），但剩余的滤泡是正常的，而且几乎没有纤维组织增生，这是病理对局限性甲状腺炎的界定依据。因此，在超声上有可能会出现局部"病灶"，在周围正常实质等回声的背景下，局部的浸润有可能导致声像图显示为局部的低回声区。在本章第三节介绍过的文献中，已经有循证医学的证据证明，弥漫性的桥本甲状腺炎回声减低的程度与淋巴细胞浸润的程度呈正相关。那么推测局部的情况，逻辑上是说得通的。对照该文的病理图，也能基本上与我们的一些声像图显示的"结节"的病理图对应。由此证明，从弥漫性病变的表现，推理至局灶性病变的表现，是可以成立的。

当然，正如上节的病例所揭示的，一个病灶的回声特点有多种影响因素，除了细胞浸润的程度，还有纤维组织的比例和滤泡的状态（增大、正常、萎缩）等。但当一个病灶内纤维组织是微量时，基本可以忽略，而剩余的滤泡是以正常滤泡为主流时，那这个结节的回声，就主要取决于淋巴细胞了。

散在的甲状腺炎的病理组织图（图 2-7-1）。

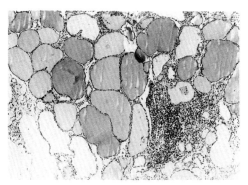

滤泡损失少于10%，可见大部分滤泡为扁平上皮，结构正常（HE，×100）

**图2-7-1** 局限性甲状腺炎的病理组织图

可以想象，这种病例的超声检查很可能没有阳性发现。超声仪器分辨率好时，也有可能表现为接近等回声的结节（图 2-7-2）。

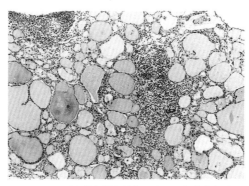

滤泡损失10%~50%，可见剩余滤泡结构正常，界定为中度（HE，×100）

**图2-7-2　局限性甲状腺炎病理组织图**

这样的病例，如果分布比较均匀，超声可能会显示为甲状腺回声均匀，轻度减低。如果是局部分布，就可能是"低回声结节"了。

再看该文献提供的重度甲状腺炎的病理组织图（图2-7-3）。

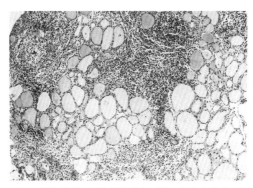

滤泡损失＞50%，细胞密集，剩余滤泡结构正常，界定为重度（HE，×78）

**图2-7-3　局限性甲状腺炎的病理组织图**

学习了上面的文献，我们分析下方病例（图2-7-4）。

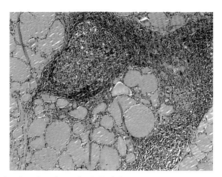

淋巴细胞浸润，视野中滤泡减少，<50%（HE，×100）

**图2-7-4**　甲状腺"结节"病理组织图

超声发现甲状腺"结节"，甲状腺功能正常。这是符合病理学家界定的局限性甲状腺炎。因有淋巴生发中心，尺度宽一点，可以认为是局限性桥本甲状腺炎了。

另一例，超声发现甲状腺"结节"，甲状腺功能正常，术后病理：淋巴细胞浸润，视野中滤泡减少，< 50%。符合局限性甲状腺炎的诊断（图2-7-5）。免疫组化（图2-7-6）：CD31血管密度很高。

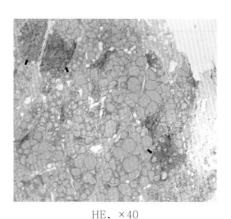

HE，×40

**图2-7-5**　甲状腺"结节"病理组织图

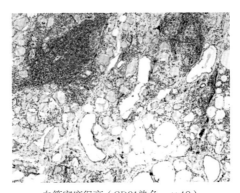

血管密度很高（CD31染色，×40）

**图2-7-6** 甲状腺"结节"的免疫组化

# 第八节　桥本甲状腺炎：局限性"火海征"病例分享

上节介绍了局限性甲状腺炎的病理分型和分级，根据甲状腺滤泡破坏的比例，即＜10%、10%～50%、和＞50%分别分为轻度、中度、重度三级。通常的猜猜看，都是提供声像图，去判断其病理诊断。这次顺序反过来，先给出两例术后的病理图，请大家"想象"一下声像图，目的是加深对局限性淋巴细胞甲状腺炎的病理的认识（图2-8-1，图2-8-2）（Fu等，2012）。

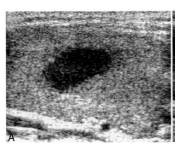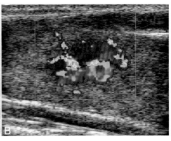

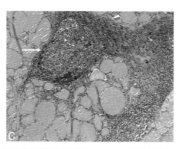

A.二维声像图；B.彩色多普勒声像图；C.病理组织图。HE，×100；箭头：桥本结节

**图 2-8-1　局限性淋巴细胞甲状腺炎声像图及病理组织图**

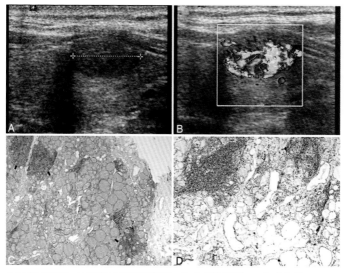

A.二维声像图；B.彩色多普勒声像图；C.病理组织图；D.免疫组化。HE，×40；光标：桥本结节

**图 2-8-2　甲状腺检查声像图、病理组织图及免疫组化**

　　这两例的病理表现，都有淋巴细胞浸润和淋巴生发中心形成，剩余的甲状腺滤泡是正常或接近正常。可诊断为局限性桥本甲状腺炎。第一例（图 2-2-1）滤泡破坏比例＜50%，符合中度；第二例（图 2-8-2）滤泡破坏更少（＜10%），符合轻度。

声像图都表现为实性结节，周围的甲状腺背景回声正常，第一例是极低回声，第二例是偏低回声，两例病灶的内部血流均"极丰富"，即使仪器在较小的血流增益和较大的流速标尺下，结节周围的甲状腺内不显示血流信号时，结节内血流仍然全覆盖，我们把此类现象称为局限性"火海征"。

笔者 2012 年的一项研究显示，在 101 例桥本结节中，出现局限性"火海征"的有 8 例，虽然敏感度不高，但有很高的特异度，几乎不出现于其他局灶性病变中。至于为什么在局限性桥本甲状腺炎中，只有一部分出现该征象，而有的桥本结节却是乏血供的，可能有多种影响因素，比如病灶内的细胞浸润程度或密集度、剩余滤泡的状态（萎缩或再生）及纤维结缔组织的比例等，但局限性"火海征"的发病机制并不明确。即使是弥漫性"火海征"，也只出现在部分 Graves 病和部分弥漫性桥本甲状腺炎中。

再看一例，患者女性，33 岁，诊断为桥本甲状腺炎，甲状腺功能正常（图 2-8-3）。

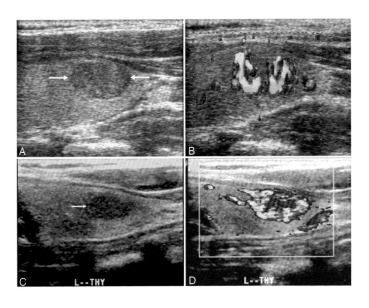

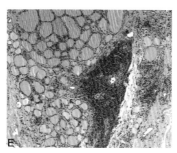

原文图注：A. 33-year-old euthyroid woman with FHT. A.Longitudinal gray-scale scan showed a mild hypoechoic nodule with well-defined margin within a sonographical normal background of thyroid parenchyma. B. Color-Doppler scan of this nodule showed predominantly peripheral flow（type Ⅲ），which was suggestive of adenomatous hyperplasia at the time of examination. C. Four months later，the same nodule became marked hypoechogenic with posterior acoustic enhancement on gray-scale scan. D. Meanwhile，"focal inferno" appearance was observed on color-Doppler US，which was suspicious of malignancy at the time of second examination. E. After surgery，the nodule was proved to be FHT by pathology（HE，×100）[翻译：A、C.二维声像图；B、D.彩色多普勒声像图；E.病理组织图。A.纵向灰阶超声示甲状腺正常实质内有边缘清晰的轻度低回声结节；B.该结节CDFI示以周边血流为主（Ⅲ型），提示腺瘤样增生；C.4个月后，该结节变为明显低回声，灰阶超声示结节后方回声增强；D.同时CDFI可见"火海征"，二次检查时可疑恶性肿瘤。E.术后病理证明为桥本甲状腺炎（HE，×100）]

**图 2-8-3　桥本甲状腺炎声像图及病理组织图**

患者甲状腺实质内有一个略低回声结节，血流较丰富，以周围型为主，4个月后复查，结节回声进一步变成明显低回声，血流为局限性"火海征"，术后为桥本结节，病理见少量纤维组织增生，淋巴生发中心，部分正常和萎缩的滤泡。

通常具有局限性"火海征"的桥本结节，都为低回声，这和其内的淋巴细胞浸润的密集度相关，与此不同的是血流丰富的滤泡腺瘤多呈等回声和略高回声。

弥漫性"火海征"是自身免疫性甲状腺疾病的一种表现。对于局限性"火海征"的机制，猜测可能有某个"节点"，在淋巴细胞浸润的刺激下，激活了局部的血管生成所致，而它将来的转归，是消失，还是进一步发展成弥漫性病变，目前还缺乏研究依据。

# 第九节　桥本甲状腺炎："长颈鹿"结节中的"火海征"

一般具有局限性"火海征"的结节，均为低回声结节，是桥本结节的特异性表现。也有极少例外，就是"长颈鹿"结节（giraffe nodule），即在高回声结节内，有一些条纹状或裂谷样低回声，它是桥本结节的特异性征象之一，这些裂谷样的低回声，可能是淋巴细胞浸润造成的，结节内的高回声，有可能是部分甲状腺滤泡复旧和再生，以及纤维组织增生和滤泡破坏胶质释放等多种因素所致。而这种结节，也可以出现类似局限性"火海征"的表现。图 2-9-1 ～ 图 2-9-3 是约 10 年前的病例，其甲状腺背景呈桥本甲状腺炎表现（回声不均匀减低），其内多个高回声结节，部分结节内部有灶状低回声或条状低回声。而其中的最大的结节呈"火海征"（该病例由北医三院超声科葛辉玉教授惠允使用，特致谢）。

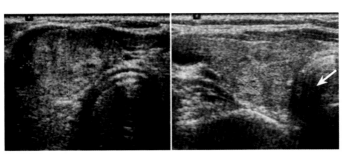

甲状腺内多发高回声结节，甲状腺峡部偏右的大结节隆起于体表，内部有灶状低回声和条状低回声（箭头）

**图2-9-1**　"长颈鹿"结节声像图

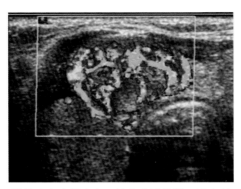

结节内血流极丰富，灶状或裂谷样区域尤甚

**图2-9-2**　"长颈鹿"结节彩色多普勒声像图

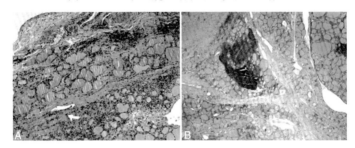

HE，×40

**图2-9-3**　"长颈鹿"结节病理组织图

本例属于桥本甲状腺炎病理分类中的"混合型"，即滤泡萎缩，增生复旧和胶质浓缩并存，而且纤维组织增生非常明显，所以结节呈偏高回声。图 2-9-3A 示淋巴细胞散在分布，有的区域分布成长条状，这能很好地解释声像图的灶状及条状低回声。图 2-9-3B 示中心部可见生发中心及明显的纤维组织。因此这个结节诊断为"桥本结节"，也可诊断为"结节性甲状腺肿伴桥本甲状腺炎"。看到这些病理表现，确实能帮助我们理解声像图的多样性。

这个病例几年前不知如何解释，直到又细读了病理学家的桥本甲状腺炎分类才搞清了一点（Mizukami 等，1992）。

下面的这一例 FNA 活检结果为"桥本结节"（Figueiras

等，2010），作者只描述了等回声不均匀结节，血供丰富，并没有归纳出这是"长颈鹿"结节这一特点，实际上图中结节内部有裂谷样低回声（图2-9-4）。"Giraffe pattern"这一术语是Andreisek等首次提出的，但后者没有提到血流表现。

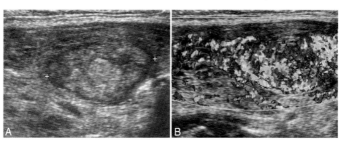

A.二维声像图；B.彩色多普勒声像图。"长颈鹿"结节，血流极丰富

图2-9-4 "长颈鹿"结节声像图

## 第十节 桥本甲状腺炎：夸张的高大于宽的桥本结节对诊断的干扰

甲状腺结节超声表现为高大于宽（taller than wide）一度被公认是诊断恶性特异性很高的征象。然而这一征象也可以出现于局限性桥本甲状腺炎中。

按美国放射学会（American College of Radiology，ACR）的甲状腺影像报告和数据系统（Thyroid imaging reporting and data system，TI-RADS）分类，甲状腺结节按征象采取积分制，根积分大于或等于7分为TI-RADS分类5类，依此标准下列两例都是10分：实性（2分）+ 极低回声（3分）+ 高大于宽（3分）+ 边缘分叶或不规则（2分）=10分。

病例1 甲状腺右叶多灶性甲状腺乳头状癌，积分为10分。病理诊断：局灶性淋巴细胞浸润（图2-10-1）。

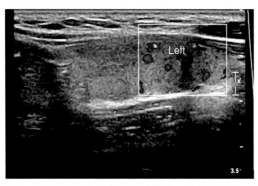

左叶下极见一夸张的垂直位的极低回声病灶，边界不规则，乏血供；Left：左侧

**图2-10-1** 甲状腺右叶多灶性甲状腺乳头状癌彩色多普勒声像图

病例2 局限性桥本结节，积分为10分。病理诊断：局限性桥本结节（图2-10-2）。

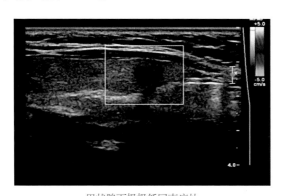

甲状腺下极极低回声病灶

**图2-10-2** 局限性桥本结节彩色多普勒声像图

在一篇聚焦于局限性桥本结节声像图表现的文献中，提供了夸张的高大于宽的结节的图片，还提供了呈高回声的高大于宽的桥本结节（Lauren等，2010）（图2-10-3，图2-10-4）。

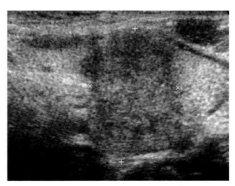

原文图注：A 45-year-old woman with nodular Hashimoto thyroiditis. Longitudinal scan shows solid hypoechoic homogeneous poorly marginated nodule (cursors). Background parenchyma is normal［翻译：患者女性，45岁，结节性桥本甲状腺炎。甲状腺纵切面扫查示实性、低回声结节，内部回声均匀，边缘不清（光标）。甲状腺实质回声正常］

**图2-10-3** 结节性桥本甲状腺炎声像图

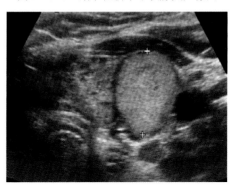

原文图注：A 37-year-old woman with nodular Hashimoto thyroiditis. Transverse scan shows solid hyperechoic homogeneous sharply marginated nodule (cursors) with thin hypoechoic halo. Background parenchyma is micronodular［翻译：患者女性，37岁，结节性桥本甲状腺炎。甲状腺横切面扫查示实性、强回声结节，内部回声均匀，边界清楚（光标），有薄低回声晕。甲状腺实质内见多发小结节］

**图2-10-4** 结节性桥本甲状腺炎声像图

因此，在TI-RADS分类中，桥本结节作为一个干扰因素，应引起注意。目前我们还没有很好的办法将上述病例从"高度可疑恶性"的队伍中剥离出来，但图2-10-1～图2-10-3中都是非常夸张的垂直位结节，其高大于宽的程度反而超过了我们经常看到的恶性结节，图 2-10-1 甚至是条状的病灶，这或许有一点启示？还未定论。

# 第十一节　桥本甲状腺炎：弥漫性"火海征"到底是甲亢还是甲减

"火海征"不是个新鲜的话题，但无论在文献中还是实际工作中，也确实存在一些认识上的分歧甚至误区，本节就谈谈这个征象。

【"火海征"的由来】

首次报道这个征象是在 1988 年，Ralls 报道了 16 例 Graves 病患者的甲状腺内出现弥漫性的极丰富血流信号，收缩期比舒张期更丰富（图 2-11-1）。Ralls 给这种征象起了一个很有创意的名字，叫 thyroid inferno，inferno 源自意大利诗人但丁的《神曲》，意为"地狱之火"（ Ralls 等，1988 ）。国内翻译成"火海征"，这个翻译也很传神，十分贴切。

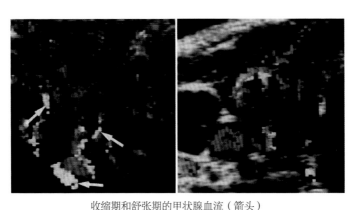

收缩期和舒张期的甲状腺血流（箭头）

**图2-11-1　弥漫性"火海征"彩色多普勒声像图**

这 16 例 Graves 病患者中，2 例是初诊，14 例是停止服用抗甲状腺药物后。作为对照，研究者还观察了 15 例健康志愿者，以及 14 例其他甲状腺疾病患者（8 例结节性甲状腺肿、4 例甲状腺包块、2 例甲状腺乳头状癌），均未出现"火海征"。其中有 5 例患者进行了随诊。服药后，2 例患者甲状腺内血流减少，3 例没有太大变化。作者在讨论中指出：①由于是初步的研究，还不能完全确认"火海征"对诊断 Graves 病是个排他性的征象；②由于对照组和健康志愿者中未出现该征象，可以认为"火海征"是个高特异性的诊断征象；③在治疗过程中，通过该征象的变化，提示但尚未证明（suggest，but do not prove），有一种潜在的价值来评估治疗效果。

除作者首次提出了一个新发现外，可以说这是一篇措辞比较严谨的研究，既说明了这一发现的意义即在结论中说"火海征"对诊断 Graves 病有特异性，但又没有把话说满，留下了余地。后来的事实证明，这个余地非常明智，因为多年后，有研究报道在由桥本甲状腺炎引起的甲状腺功能低下的患者中，也可出现类似征象。

【"火海征"的界定及意义】

无论是"火海征"还是"甲状腺火海"都是一种形象化的比喻。我们知道，超声仪器的性能一直在不断改进，而对甲状腺实质内的血流描述如"血流增加"、"血流丰富"、"血流极丰富"等带有一定程度主观的判断，也受不同仪器不同设置影像。因此，要界定"火海征"的标准不太容易，但在同一仪器，统一的设置下，还是发现相当多的甲状腺弥漫性病变呈现出不同程度的甲状腺血流信号增加，并可通过两种方式进行量化：一是测量甲状腺上动脉或甲状腺下动脉的流速及血流量；二是通过一定面积内，比如每平方厘米内血管数量，或一定取样范围内血流信号占总面积的百分比等，来对甲状腺血流增加的程度进行分级。通过这种定量或半定量的方式，把超声的表现与甲状腺功能比较，试图找出甲状腺不同的血流表现与 Graves 病的活动状态、甲亢的程度、治疗效果及预后的关联。由此也出现了大量文献，其中最有代表性的，也是能经得起时间检验的是 Castagbobe 等 1996 年在 *American journal of roentgenology* 发表的一项研究，下面我们做一详细介绍：该研究用图 2-11-2，每平方厘米内血管数量来进行组间比较，将 Graves 病分为 4 组：未经治疗的初诊患者，抗甲状腺药物治疗过程中的患者，停药后甲状腺功能恢复正常的缓解期患者，治疗后又复发为甲亢的患者。

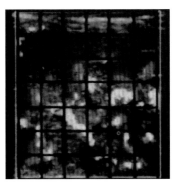

甲状腺实质内血流半定量法：以单位面积的血管数量计数

**图2-11-2　弥漫性"火海征"彩色多普勒声像图**

结果提示：首先，丰富的血流信号（"火海征"）对于 Graves 病的活动性具有提示意义，第三组即停药后甲状腺功能恢复正常的缓解期患者，血流比其他三组明显减少，即"火海征"的存在提示疾病的活动期。

其次，在治疗过程中，血流信号的变化与甲状腺功能的变化并不平行，在服药期间甲状腺功能暂时降至正常时，"火海征"并未同步消失（这一条发现非常有价值，它否定了早期一些先入为主的想法，我们在工作实践中也发现确实如此）。

最后，停药后甲状腺功能正常的缓解期患者有 21 例，其中的 9 例仍有"火海征"，且在比较短的时间内复发。这一条发现很有价值，即超声的血流征象对于判断 Graves 病的预后，以及甲状腺功能正常后停药的时机，具有参考意义。但这一结论的可靠性还需要大样本的验证。

【误区】

从 1988 年首次出现"火海征"的报道，到 20 世纪 90 年代前期，国内极少医院有条件行甲状腺彩色多普勒超声检查，起初看到一个"火海征"病例很是兴奋，若诊断为甲亢又随后得到了甲状腺功能化验结果的验证，更是感觉十分神奇。到了 20 世纪 90 年代中期，国内三甲医院开始大规模引入彩超仪器，且仪器性能不断提升，于是"火海征"也成了那段时间很时髦的一个术语，但也有很多的超声同行高估了"火海征"的诊断特异度。因为内分泌科医生发现有些患者的诊断是甲减，这使国内医院比较早的知道了"火海征"不但会出现于甲亢，还会出现于（桥本甲状腺炎所致的）甲减。直到 20 世纪 90 年代后期甚至更晚，仍有部分超声医生一看到"火海征"就误以为是甲亢。最可怕的误解，就是认为灰阶声像图表现为弥漫性病变时，伴有"火海征"就是 Graves 病，而借此与桥本甲状腺炎"鉴别"，其中 Vitti 等 1995 年在 *Journal of Endocrinological Investigation* 发表的一篇文献起了误导作用，看题目就很诱人，得出的结论更是振奋人心：作者将桥本甲状腺炎和 Graves 病两组病例作为研究对象，以甲状腺实质内血流的丰富程度进行分型，按当时的仪器性能，将血流分为 Type 0、Type 1、Type 2、Type 3 四型，分别界定为：正常组（Type 0），血流轻度增加组（Type 1），血流明显增加组（Type 2）和血流非常丰富组（Type 3）。最后一组 Type 3 就是所谓的"火海征"。结果是：Graves 病组共有 0 例 Type 0，0 例 Type 1，1 例 Type 2（6%），17 例 Type 3（94%）；而桥本甲状腺炎组是 22 例 Type 0（49%），20 例 Type 1（44%），3 例 Type 2（7%），0 例 Type 3。那么理想的结论出来了，就是桥本甲状腺炎组没有"火海征"，只有 7% 的病例血流较丰富。因此，作者说，灰阶超声检查时桥本甲状腺炎和甲亢均为弥漫性病变而无法鉴别，加上彩色多普勒超声检查后就很容易鉴别。

这种研究是概念先行，对研究对象缺乏双盲原则。

【拨乱反正】

Schulz 等 2003 年在 *European Journal of Ultrasound* 发表的一篇文章，研究对象为 89 例原发性甲减患者（桥本甲状腺炎所致），按血流表现分级分为 4 组：正常（pattern 0），轻度增加（pattern Ⅰ），中度增加（pattern Ⅱ），重度增加（pattern Ⅲ）（图 2-11-3）。

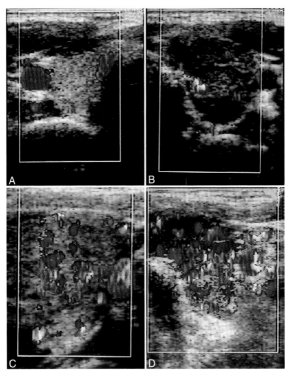

A. pattern 0；B. pattern Ⅰ；C. pattern Ⅱ；D. pattern Ⅲ

**图2-11-3**　甲减患者的血流分型彩色多普勒声像图

将超声的血流表现和甲状腺抗体的滴度进行相关性比较（甲状腺球蛋白抗体 TgAb 和 TPOAb）。该研究用 5 MHz 探头，PRF 设置为 2500 Hz，这样的条件对显示甲状腺实质血流不太敏感，即使这样，结果是：Increased vascularization was seen in 33 patients（37%）：16 patients（18%）showed pattern Ⅰ，11（12%）pattern Ⅱ and 6（7%）pattern Ⅲ（the picture known as thyroid inferno）[翻译：在 33 例患者（37%）中观察到血流增加：16 例患者（18%）显示 pattern Ⅰ 型，11 例（12%）pattern Ⅱ 型，6 例（7%）pattern Ⅲ 型（即声像图所示"火海征"）]。可见"火海征"在低频探头，较低档次的彩超仪器和较高的 PRF 设置下，仍然会出现于甲减患者中。作者还发现，抗体滴度越高，出现"火海征"的概率有增加的趋势：anti-TgAb/anti-TPOAb 的值在各型中的数值如下，pattern 0：474/810 IU/mL；pattern I：1053/1733 IU/mL；pattern Ⅱ：1774/2432 IU/mL；pattern Ⅲ：1951/2633 IU/mL。

这一研究还发现，血流的丰富程度与 TSH 呈相关性，但和 $T_3$、$T_4$ 并不相关。同时，甲状腺上动脉的流速亦不能鉴别甲亢和甲减，后者的流速同样可升高，并与前者重叠太多。

Graves 病和桥本甲状腺炎都是自身免疫性疾病。研究认为：甲状腺的血流增加，以及甲状腺动脉的流速升高，代表了自身免疫性疾病的一种状态，而不是甲状腺功能的高低。这是一次了不起的联想，因为得到了后来的一些基础研究的支持。实际上，虽然桥本甲状腺炎已经被报道了 100 余年了，但在发病机制方面，仍然没有完全阐明。从免疫组化病理来看，甲亢和桥本甲状腺炎虽然都表现为甲状腺血流增加，但还是有一些区别。

## 第十二节　桥本甲状腺炎：甲亢合并桥本甲状腺炎？要慎重

本章第二节我们介绍过"三观一致的桥本甲状腺炎"，就是对于临床、病理和超声影像均具有典型特点的病例，诊断不难。但还要注意，大量桥本甲状腺炎病例其实并不符合或并不完全符合典型表现。即使是弥漫性桥本甲状腺炎，在缺乏循证医学证据的情况下，单靠以往"经验"，也容易误诊，更不用说发病率很高的局限性桥本甲状腺炎了。

20 年前，笔者向一位资深的内分泌科医生请教一个病例，患者因"突发甲状腺肿大"，初诊就诊于当地内分泌科，查甲状腺功能五项后诊断为"甲亢，Graves 病"（甲状腺功能五项俗称"两对半"，即 $T_3$、$T_4$、$FT_3$、$FT_4$ 和 TSH），服用抗甲状腺药物。2 周后复查甲状腺功能，发现亚临床甲减（即 $T_3$、$T_4$ 正常，TSH 升高），随即停药。3 周后再次复查，进一步演变为临床甲减（$T_4$ 减低，TSH 更高）。药物剂量并不大，甲亢这么快就发生逆转，令人困惑。至北京某医院就诊，查甲状腺功能七项，发现甲减，伴甲状腺微粒体抗体和 TgAb 明显增高，诊断为桥本甲状腺炎，并服用甲状腺激素治疗。超声检查示甲状腺弥漫性增大，回声减低，呈典型"火海征"，并在服用甲状腺素使甲状腺功能正常后，仍有"火海征"。这位内分泌科医生认为，患者应诊断为桥本甲状腺炎，并非"甲亢合并桥本甲状腺炎"。这是一小部分桥本甲状腺炎患者，发病初始时的短暂现象，因此，初诊时甲状腺功能升高，使用抗甲状腺药物要慎重，幸而当地医生还是非常谨慎，复查甲状腺功能比较及时和频繁，否则服药太久，会使得本来就正在进行中的甲状腺滤泡破坏变本加厉。现在甲状腺微粒体抗体已经很少用了，换成了更为敏感的 TPOAb。

笔者对这个病例印象深刻，对于初诊疑似甲亢的患者，甲状腺抗体的检查并非可有可无。而超声报告中的"请结合临床"，也并非像我们想象的那么简单。

撇开局限性桥本甲状腺炎的多样化不谈，即使是弥漫性桥本甲状腺炎的转归和演变，也是非常多样化的。比如，有些病例呈自限性，可以自愈；更多的病例虽然抗体滴度很高，但可长期处于甲状腺功能正常状态，或仅亚临床甲减，可观察不予干预（对于后者，有的医生主张给予小剂量的甲状腺素维持）；

也有的病例初次发病就进展很快，未治疗时就出现不可逆的甲减，最后严重甲状腺纤维化，甲状腺体积从增大变为正常，再演变为萎缩。

病例1　患者有桥本甲状腺炎病史，伴甲减。病理：甲状腺乳头状癌，甲状腺实质符合桥本甲状腺炎（图2-12-1）。

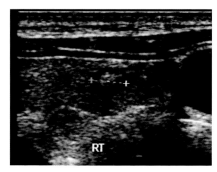

甲状腺萎缩，右叶含微钙化低回声结节（光标）；RT：甲状腺右叶

**图2-12-1　桥本甲状腺炎伴甲减声像图**

病例2　超声申请单：甲亢？患者1个月前因"心慌"查甲状腺功能五项提示 $T_4$ 增高，TSH减低。1周前复查甲状腺功能＋抗体提示亚临床甲减，TPOAb滴度＞1300 IU/mL（参考值0～34 IU/mL）。诊断为桥本甲状腺炎（图2-12-2）。值得注意的是甲状腺左叶实质呈网格样回声，代表明显纤维化，并伴"火海征"（图2-12-3）。

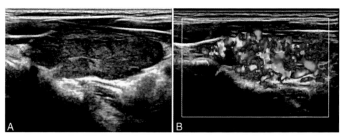

A.二维声像图；B.彩色多普勒声像图。甲状腺右叶回声明显减低，散在条样强回声，血流为"火海征"

**图2-12-2　桥本甲状腺炎声像图**

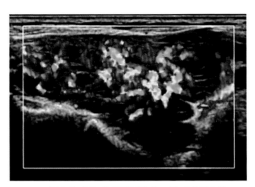

甲状腺左叶实质明显纤维化，伴"火海征"

**图2-12-3** 桥本甲状腺炎彩色多普勒声像图

从超声表现看，这是很典型的桥本甲状腺炎。既往的研究已证实，Graves 病中，少数病例也有淋巴细胞，且淋巴细胞通常散落在滤泡间的间质而不侵犯滤泡本身，嗜酸性变性和间质纤维化几乎不发生（Livolsi 等，1994）。因此，甲状腺实质纤维化的声像图表现对于鉴别诊断很有帮助，问题在于早期的桥本甲状腺炎通常还没有此表现，因此，该征象的敏感度低而特异度高（木样甲状腺炎均呈更严重的纤维化，但发病率很低）。

为什么有些桥本甲状腺炎会表现为短暂的甲状腺功能升高？总体来说，滤泡破坏会引起甲状腺激素合成不足，因此，长期来看有引起甲减的趋势。但如果甲状腺滤泡破坏急骤，会在短期内将滤泡上皮细胞内储存的激素释放入血，造成类似Graves 病的假象。这样看来，桥本甲状腺炎初期引起的短暂的甲状腺功能升高，犹如杀鸡取卵，是一种虚假的繁荣。这部分患者要动态观察，慎重使用抗甲状腺药物（Pearce，2003 和Mizukami 等，1992）。实际上，被假象误导时，超声也容易报告为"结合临床，符合甲亢"，使得进一步误诊。但整体来说，典型 Graves 病的甲状腺回声强度明显高于桥本甲状腺炎。

病例 3    Graves 病（图 2-12-4，图 2-12-5）。

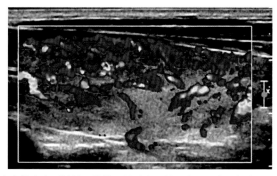

除了丰富的血窦覆盖处，整体甲状腺实质的回声明显高于桥本甲状腺炎

**图2-12-4** Graves 病彩色多普勒声像图

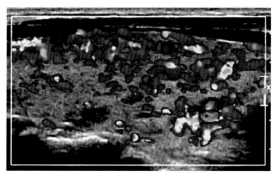

甲状腺回声偏增强，但血管覆盖处呈窦状低回声或无回声

**2-12-5** Graves 病彩色多普勒声像图

营养不良和营养摄入过多，可分别引起浮肿和肥胖，两者是相反的，尽管有时候看起来相像。让桥本甲状腺炎患者使用过量的抗甲状腺药物，犹如让浮肿的人献血。

本节遗留的问题还很多，比如各种抗体的诊断特异度和敏感度，以及与超声表现的相关性；其次，尽管不常见，但也有真正的"甲亢合并桥本甲状腺炎"，如何界定？还有，在病理观察下，Graves 病和桥本甲状腺炎的血管增生有哪些异同？以及超声检查时是否有对应的表现等，在后面章节继续讨论。

# 第十三节　桥本甲状腺炎：甲亢合并桥本甲状腺炎（续）

本章第十二节介绍了一种具有特殊表现的桥本甲状腺炎，在发病初期会引起甲亢，持续2周至数周，进而变为甲减，提醒我们遇到这种情况时要避免误诊。但事实上也确实存在Graves病和桥本甲状腺炎并存的病例，比如在罕见情况下人体肝内也会有转移性肝癌和原发性肝癌并存的可能。为了避免误诊，在甲状腺功能七项检查中出现甲状腺激素升高，同时又出现TPOAb强阳性（＞1000 IU/mL）时，应该加做促甲状腺激素受体抗体（TSH receptor antibodies，TRAb）检查，若也是阳性，则有可能二者并存。但这些的结果并非都是特异度的，必要时还要对甲状腺进行组织学取材以明确诊断。

【甲状腺抗体的提示意义】

TPOAb，阳性可见于90%的桥本甲状腺炎患者、75%的Graves病患者、10%～20%的结节性甲状腺肿及甲状腺癌患者，以及10%～15%的正常人（Chardes等，2002）。

TgAb，阳性可见于70%的桥本甲状腺炎患者、30%的Graves病患者、3%的正常人。

TRAb，阳性见于70%～100%的Graves病和1%～2%的正常人（Orgiazzi，2000）。

另外，对于Graves病患者，在服用抗甲状腺药物后，TRAb可转阴，并作为治疗有效的评判依据，而桥本甲状腺炎患者在甲状腺功能正常后，TPOAb可长期阳性甚至强阳性。

下方病例经动态的反复观察各项指标，确认桥本甲状腺炎和Graves病并存，图2-13-1是在甲状腺功能升高期的超声表现。

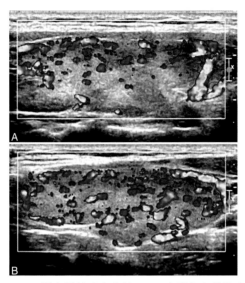

**图2-13-1　桥本甲状腺炎合并Graves病彩色多普勒声像图**

由于病例太少，我们还没有能总结出规律性的声像图表现。但也有一点蛛丝马迹可以作为参考。

◆整体的甲状腺实质回声是偏高的，也符合很多Graves病的表现。这种偏高回声不同于桥本甲状腺炎的条索样或网格状高回声，是团状或岛样的。

◆实质内还有一些不规则的回声减低区，和亚急性甲状腺炎类似，不能用Graves病解释，因为后者往往表现为腔隙样或窦样的低回声或无回声，在CDFI上与血流信号覆盖区吻合。

◆血流信号明显增加。

桥本甲状腺炎在组织学和细胞学上的表现已如前述。我们曾介绍过一种混合型桥本甲状腺炎，在同一病灶内可出现淋巴细胞浸润伴生发中心，同时可见部分增生性的滤泡及正常滤泡等。而在Graves病合并桥本甲状腺炎时，则出现两种表现：滤泡破坏消失，被浸润的淋巴细胞取代，同时其他滤泡增生，滤泡上皮变为高柱状，这两者都是弥漫性的。为了和混合型的桥本甲状腺炎区分，Mizukami等在组织学病理上将此界定为：在桥本甲状腺炎基础上，视野内的增生性滤泡比例＞50%；这些病例往往同时有 TPOAb 强阳性和甲状腺激素升高（图 2-13-2）。

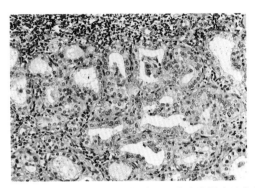

可见密集的淋巴细胞浸润的同时，超过50%的滤泡增生呈高柱状上皮（HE，×200）

**图2-13-2　桥本甲状腺炎合并甲亢的病理组织图**

这种类型的桥本甲状腺炎被病理学家界定为增生型桥本甲状腺炎（即桥本甲状腺炎合并 Graves 病），和混合型桥本甲状腺炎的区别只是增生性滤泡的数量差异。混合型桥本甲状腺炎只有极少量的增生滤泡，声像图更多表现为结节。图 2-13-3 是混合型桥本甲状腺炎。

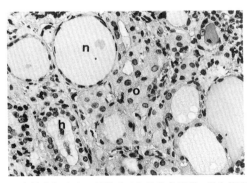

三种滤泡。正常的滤泡（n）：滤泡上皮细胞为扁平形；增生的滤泡（h）：上皮呈高柱状或立方形；嗜酸性滤泡（o）：滤泡破坏，上皮嗜酸性变（HE，×400）

**图2-13-3　混合型桥本甲状腺炎病理组织图**

我们知道，桥本甲状腺炎和 Graves 病都是自身免疫性疾病，二者有两种相反的力量，前者引起潜在的甲减，其发生与否取决于滤泡破坏的程度；后者则引起甲亢。是甲亢还是甲减，取决于哪一方占优势（哪一方的状态是活动性的），因此，治疗时需谨慎，对患者的病情观察和实验室检查要更加密切。理论上猜测，患者的甲状腺功能可能出现忽高忽低的情况。事实上这样的猜测也是成立的，因为有文献报道了三例这样的患者的甲状腺功能和抗体检查结果，证实了这种猜测（Ashley 等，2016）。

## 第十四节　桥本甲状腺炎：再谈"白骑士"结节

甲状腺内"白骑士（white knight）"结节最早于 2009 年由 Bonavita 等命名，其将均匀的强回声结节（homogeneous hyperechoic nodule）界定为此定义，一组超过 650 例大样本 FNA 病理结果示 17 例符合此特点的结节均为良性，其中 8 例为桥本结节，9 例为胶质结节（Bonavita 等，2009）两年后 Virmani 等做了重复性验证，后者做了 811 例样本的 FNA 活检，其中 8 例该类结节全部为桥本结节（Virmani 和 Hammond，2011）。此两项研究均建议此类结节不做干预，在减少甲状腺结节的过度医疗上迈出一步。

在实际工作中我们看到该类结节非常常见（上述研究的比例低，有选择性偏差，因为该类结节很多纳入"观察"而不做穿刺），很多该类结节是在弥漫性桥本甲状腺炎背景下，由于诊断的路径不同，组织病理检查结果基本都是桥本结节。

这里给出以下几点补充。

◆当"白骑士"结节内有钙化时，诊断要进行适当的修正，含钙化的"白骑士"结节不能完全除外恶性。下面是 Virmani 等给出的病例。

病例 1　FNA 活检病理：甲状腺乳头状癌（图 2-14-1）。

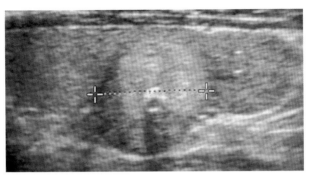

甲状腺强回声结节（"白骑士"结节）含钙化（光标）

**图2-14-1**　甲状腺乳头状癌声像图

已有的研究证实，微钙化出现在任何声像图的实性结节内，或出现于囊实混合性结节的实性部分，基本都是恶性的，大钙化虽特异度不可和微钙化同日而语，但恶性的概率也明显增加。

需注意，尽管甲状腺恶性结节伴有囊性变的概率很低，但当囊肿内壁有实性突起，后者内部有微钙化时，仍提示恶性。

病例 2　病理证实的甲状腺乳头状癌（图 2-14-2）。

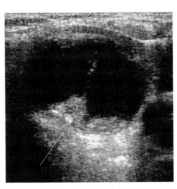

以囊性为主的结节内，实性部分有簇状微钙化（箭头）

**图2-14-2**　甲状腺乳头状癌声像图

图 2-14-2 的囊壁乳头状突起要和囊肿内浓缩的胶质块鉴别，如图 2-14-3 所示均为良性结节（即文献中所命名的"cyst with colloid clot"）。

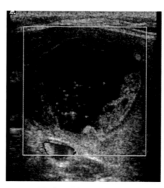

**图2-14-3** 甲状腺良性结节彩色多普勒声像图

海绵样结节内的胶质，在结节内的囊性部分收缩后，会造成假象，点状强回声好像在实性部分，要注意不要误认为是微钙化。"彗星尾征"是胶质结晶的最好证据（图 2-14-4）。

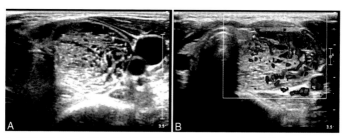

A.二维声像图；B.彩色多普勒声像图。与图2-13-3是一类结节，囊液收缩后胶质结晶沉积于其内

**图2-14-4** 甲状腺良性结节声像图

◆当一个强回声结节内有灶状低回声，常是局部淋巴细胞浸润密集所致，多是桥本结节或一个结节内部有增生性滤泡和淋巴生发中心并存，总之多是良性的（图 2-14-5）。

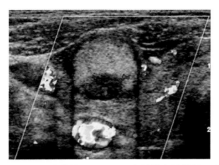

"白骑士"结节的亚型：强回声结节内灶状低回声

**图2-14-5** 桥本结节彩色多普勒声像图

◆ "白骑士"结节的血流信号是否丰富，均不影响良性的结论（图 2-14-6，图 2-14-7）。

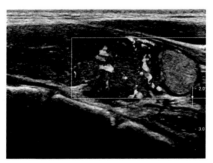

乏血供的"白骑士"结节（与周围实质血流相比）

**图2-14-6** 桥本结节彩色多普勒声像图

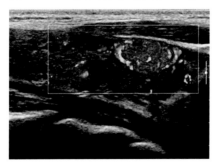

富血供的"白骑士"结节（与周围实质血流相比）

**图2-14-7** 桥本结节彩色多普勒声像图

◆"白骑士"结节在弹性成像显示"很硬"时，不应修正良性的诊断。

桥本结节的内部有纤维结缔组织、淋巴细胞生发中心、滤泡破坏后浓缩的胶质、复旧或增大的滤泡等，上述不同的成分具有不同比率的组合，可使结节的硬度呈现多样化。这时不能先入为主地认为，"硬的"结节就是恶性的（图2-14-8）。

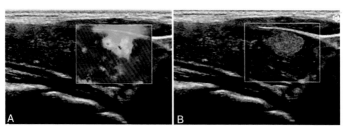

A.彩色多普勒声像图，B.二维声像图。桥本甲状腺炎背景下的桥本结节，E成像示结节比周围实质硬

**图2-14-8　桥本结节E成像**

同样，在桥本甲状腺炎实质背景下的恶性结节，其硬度可能比周围实质软，但不能因此排除恶性（图2-14-9）。而当桥本甲状腺炎病理上以严重纤维化为主时，实质硬度可能很高。在弥漫性桥本甲状腺炎基础上，甲状腺乳头状癌和甲状腺淋巴瘤的发病率均比不患桥本甲状腺炎的人群高。

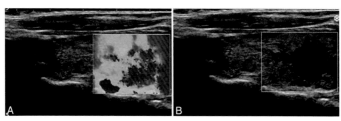

A.彩色多普勒声像图；B.二维声像图。结节硬度低于周围实质

**图2-14-9　甲状腺乳头状癌伴弥漫性桥本甲状腺炎声像图**

## 第十五节　猜猜看：甲状腺内高回声结节 内的低回声结节是什么

患者女性，40岁。甲状腺功能 $T_3$、$T_4$ 正常，200 IU/mL < TPOAb < 500 IU/mL，患者无症状（图 2-15-1）。

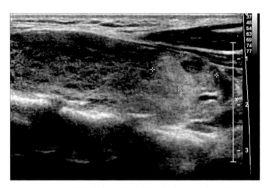

甲状腺左叶内高回声结节，内有低回声结节

**图2-15-1　甲状腺左叶声像图**

如何描述图 2-15-1 中的表现？考虑什么诊断？

看了图 2-15-2（color 增益设置 70%，PRF 设置 500 Hz）后，想法是否有改变？

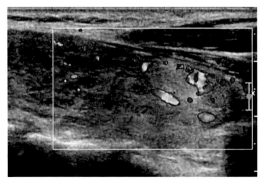

**图2-15-2　甲状腺左叶彩色多普勒声像图**

再提高流速标尺设置，PRF 调整为 700 Hz，血流进一步减少（图 2-15-3）。

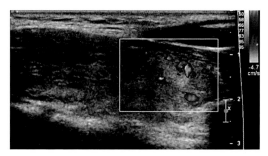

**图2-15-3** 甲状腺左叶彩色多普勒声像图

答案见本章第二十节。

# 第十六节　猜猜看：甲状腺内中等回声结节是什么

患者女性，37 岁。发现甲状腺右叶结节就诊（图 2-16-1）。

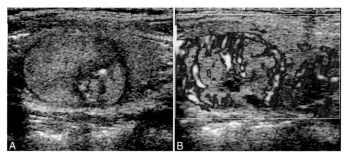

A.二维声像图；B.彩色多普勒声像图。甲状腺右叶中等回声结节
**图2-16-1**　甲状腺右叶声像图

答案见本章第二十节。

## 第十七节　猜猜看：甲状腺内高低混合回声结节是什么

患者中年女性。甲状腺右叶内结节（图 2-17-1）。

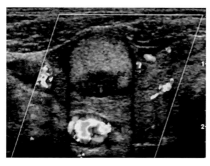

甲状腺高回声结节内伴有局部低回声

**图2-17-1**　甲状腺右叶彩色多普勒声像图

答案见本章第二十节。

## 第十八节　猜猜看：甲状腺内中心有囊性变的中高回声结节是什么

患者中年女性。甲状腺右叶内结节（图 2-18-1）。

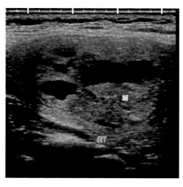

甲状腺中等偏高回声结节内伴有中心囊性变；RT：右侧，M：肿物

**图2-18-1**　甲状腺右叶彩色多普勒声像图

答案见本章第二十节。

## 第十九节 猜猜看：甲状腺内的这个血供丰富的高回声结节是什么

患者女性，62 岁。甲状腺右叶内结节，左侧也可见多个类似的较小的结节（图 2-19-1）。

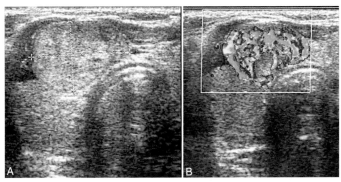

A.二维声像图；B.彩色多普勒声像图。甲状腺右叶高回声结节，内可见丰富血流信号

**图2-19-1** 甲状腺右叶结节声像图

## 第二十节 猜猜看大揭秘：令人困惑的桥本结节

第十五节至第十九节的猜猜看病例都来自 10 多年前。由于当时对很多此类甲状腺结节的认识还非常有限，所以，当出现甲状腺结节内血流丰富、结节内钙化、结节内低回声等情况时，治疗方法大多是手术。现在看来，当时的做法是不准确的，这些教训也使我们对这类结节有了较深刻的理解（图 2-20-1）。

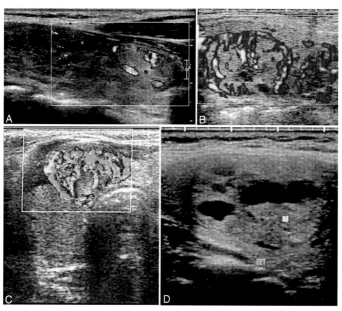

A、B、C.彩色多普勒声像图；D.二维声像图。RT：右侧，M：肿物

**图2-20-1　桥本结节声像图**

　　前几节猜猜看中的结节都是"桥本结节"，所有的结节在病理图片上都发现了典型的淋巴细胞生发中心。这是结节性桥本甲状腺炎的特征性表现（图2-20-2）。

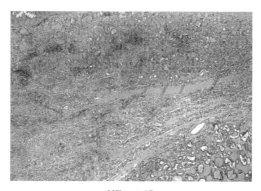

HE，×40

**图2-20-2　结节性桥本甲状腺炎病理组织图**

对于穿刺病理，有的医生认为只要在增生的淋巴滤泡周围发现大量的淋巴细胞浸润就可以诊断结节性桥本甲状腺炎，而有些保守的病理医生只有在发现淋巴生发中心时才诊断结节性桥本甲状腺炎，否则只是"现象"（滤泡增生伴淋巴细胞浸润）。

对于超声医生来讲，尽可能地识别出这类病变，尽可能地避免将这些患者送上手术台是我们的职责。但遗憾的是，这一类结节中确实与恶性结节的声像图表现有很多重叠之处。需要我们积累更多的研究资料去分辨。以下为已经得到公认的良性桥本结节的特异性声像图特征，供大家参考。

◆低回声结节内伴有极丰富的血流，几乎都是桥本结节（结节内"火海征"）。

◆斑纹样"长颈鹿"结节，几乎都是桥本结节；甲状腺里的"长颈鹿"结节。

◆无边缘晕的高回声结节，几乎都是桥本结节。

◆内部血流丰富的高回声结节，多是桥本结节。

◆高回声结节伴有"裂谷样""斑片样"低回声时，桥本结节可能性很大，但也可能是恶性结节。此类结节应该行 FNA 活检，穿刺部位尽可能选择低回声区，因为这些低回声可能是淋巴细胞浸润区。

## 第二十一节　从颈部转移淋巴结的特异性表现倒推出甲状腺癌；再谈如何防止弥漫硬化型甲状腺乳头状癌的超声漏诊

在甲状腺的疾病谱中，有一种少见病，常常是甲状腺内不显示结节，但先暴露了在声像图上特异性的转移淋巴结，"倒推"出甲状腺的病变，这就是今天介绍的病例：弥漫硬化型甲状腺乳头状癌。

弥漫硬化型甲状腺乳头状癌（diffuse sclerosing variant of papillary thyroid carcinoma，DSVPTC）是甲状腺乳头状癌（papillary thyroid carcinoma，PTC）的一个特殊亚型，DSVPTC占所有PTC的1%～5%，主要发生于35岁以下的青少年和儿童，女性明显多于男性。与大多数PTC病例具有分化好、生长慢、预后好等特点不同，DSVPTC预后较差、生长较快、具有侵袭性，且手术资料显示多数病例（90%）都有颈部淋巴结转移，治疗原则通常为甲状腺全切，颈部淋巴结清扫，术后I$^{131}$强化（Richard等，2010）。

研究显示，在PTC患者的肿瘤TNM分期中，Ⅰ期和Ⅱ期5年生存率几乎达100%，Ⅲ期为93%，而Ⅳ期则骤降到50%，而多数PTC由于生长缓慢甚至是惰性状态，极少发展到Ⅲ期，Ⅳ期就更罕见。但对于肿瘤生长较快的DSVPTC患者则不然，因此，在发生远处转移和突破甲状腺被膜之前诊断该病并及时处理，对于患者的长期生存就显得十分重要。

由于超声的高分辨率，对于那些预后很好的局灶型微小PTC病例常能及时发现，而对于预后较差的DSVPTC病例反而很容易被忽略，而使相当多的DSVPTC患者延误治疗。造成这种情况的原因可归纳为以下几条。

◆DSVPTC多数不显示为具体的结节，仅显示甲状腺实质弥漫性病变，甲状腺体积常进行性增大，但初期也可表现为回声和大小正常。

◆DSVPTC患者中，甲状腺实质内的弥漫分布的或呈簇状堆积的微钙化，是超声或其他影像的唯一提示信息，具有极大的诊断意义，但由于部分医生对该病缺乏警惕性，常因为没有"病灶"而让患者继续"观察"。

◆发病早期，微钙化可能非常稀疏、散布，加之该病的患者几乎都有弥漫性桥本甲状腺炎的表现，若桥本甲状腺炎表现为以甲状腺实质纤维化为主的病理过程时，高回声的甲状腺实质更容易掩盖本就稀疏和"渺小"的微钙化。

◆更糟糕的情况也会时常发生,当对"可疑"的甲状腺进行 FNA 活检时,病理结果可能因为肿瘤细胞的嗜酸性表现而与良性嗜酸性变的上皮细胞混淆,报告为淋巴细胞甲状腺炎(桥本甲状腺炎),这和患者超声表现吻合,加之血清学结果(TPOAb 强阳性)的验证,三者合而为一,使得那点可疑也放弃了,直到患者病情进行性加重,甲状腺被膜破坏伴淋巴结肿大成为主要症状和体征时才又重新重视。而此时若离初诊时间太久,可能已经有了肺、骨甚至颅脑转移。

◆患者就诊或查体时多数已有颈部中央区或Ⅲ区、Ⅳ区淋巴结转移,但可能因为径值小而未被重视,或超声医生对该类淋巴结声像图认知不够没有考虑到甲状腺的来源。

先看病例:患者女性,28 岁,近日和 3 个月前在当地两次超声检查均提示甲状腺弥漫性病变,结合甲状腺功能七项检查(TPOAb 387 IU/mL,甲状腺功能正常),符合桥本甲状腺炎。同时发现左颈部可疑异常淋巴结。2 周前颈部淋巴结穿刺,病理结果提示"少量破碎腺管结构组织,局部上皮乳头状增生,建议免疫组化"。经北京某肿瘤医院病理科专家会诊,确诊为"转移淋巴结,来源于甲状腺乳头状癌"(图 2-21-1)。

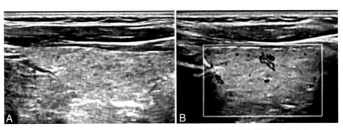

A.甲状腺左叶二维声像图; B.甲状腺右叶彩色多普勒声像图

**图2-21-1　DSVPTC声像图**

图 2-21-1 为双叶甲状腺大小正常,呈网格状回声,是比较明显的纤维化表现,符合弥漫性桥本甲状腺炎表现。

继续扫查发现左颈部Ⅲ区和Ⅳ区均见数枚异常淋巴结（图 2-21-2）。

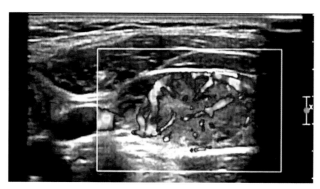

图2-21-2　左颈部淋巴结病灶彩色多普勒声像图

左颈部淋巴结，呈类圆形，无淋巴门结构，血流分布为典型的周围型且伴有向心性分支，这些表现都指向恶性，但因回声强度略高于其浅方的颈部肌肉而不太支持甲状腺淋巴瘤的诊断，所以这很可能是转移淋巴结，而且最有可能来自甲状腺（参见第三章第四节）。

在另一个类似的淋巴结内（图 2-21-3A）发现微钙化（箭头），则几乎可以认定是来源于甲状腺（极罕见情况下也可能来源于乳腺）。图 2-21-3B 与 2-21-3A 为同一病灶，该淋巴结的血流呈周围型伴丰富向心性分支，符合恶性。

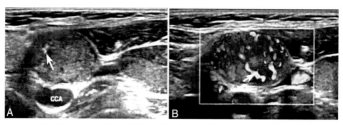

A.二维声像图；B.彩色多普勒声像图。病灶内发现微钙化（箭头）；CCA：颈总动脉

图2-21-3　左颈部淋巴结声像图

继续扫查则可发现左侧颈总动脉外侧淋巴结内微钙化（图 2-21-4），并由于生长快而出现罕见的部分液化性坏死（通常只在淋巴结核出现的征象）。

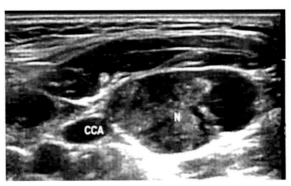

含微钙化及伴部分坏死；CCA：颈总动脉，N：淋巴结

**图2-21-4** 左颈部三区淋巴结声像图

考虑到活检枪穿刺要避开大血管，组织学穿刺选择的就是图 2-21-4 的淋巴结，但由于部分坏死取材不很理想。现在，当看到这些淋巴结时，我们需要再重新仔细检查甲状腺（图 2-21-5）。

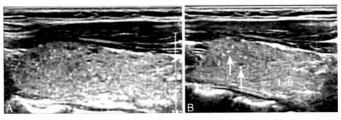

A.甲状腺左叶回声不均匀，呈网状，隐约可见稀疏的点状强回声；B.局部放大后稀疏的微钙化凸显出来（箭头）；Left：甲状腺左叶

**图2-21-5** 甲状腺左叶声像图

因此，这是一例在桥本甲状腺炎基础上的 DSVPTC，伴淋巴结转移，患者目前已接受甲状腺全切术。

大量资料已证实，在桥本甲状腺炎患者中，甲状腺淋巴瘤和 PTC 的发病率均明显高于对照组。对于超声医生来说，桥本甲状腺炎是个双刃剑：一方面，基于上述相关性，我们会在发现桥本甲状腺炎病例时提高警惕；另一方面，桥本甲状腺炎本身的声像图也可能会干扰对弥漫性淋巴瘤和 DSVPTC 的识别，使我们满足于对桥本甲状腺炎的"正确"诊断而漏掉更为重要的信息。

桥本甲状腺炎的病理基础主要有：①甲状腺滤泡（不同程度的）破坏，纤维结缔组织（不同程度的）增生，以及淋巴细胞（不同程度的）浸润。注意括号里的"不同程度"这几个字，它使得桥本甲状腺炎呈现出极为多样化的超声表现；②甲状腺滤泡破坏可以刺激甲状腺肿大，也可以是正常大小或缩小；③淋巴细胞浸润可以使甲状腺不同程度回声减低，而结缔组织增生可以使甲状腺不同程度的纤维化，也会使甲状腺呈现出不同程度的条索样高回声或网格样回声。

还要考虑到另外一个情况：桥本甲状腺炎既可以是弥漫性的结节，也可以是局灶性的结节，而后者的声像图同样是多样化的，因此，桥本结节是干扰 TI-RADS 分类的很重要因素，这决定于桥本甲状腺炎的发生率。遗憾的是，无论是弥漫性桥本甲状腺炎还是局灶性桥本甲状腺炎，尸检的发现率都是很高的。


## 第二十二节　典型病例分享：警惕容易被桥本甲状腺炎掩盖的甲状腺弥漫性淋巴瘤

患者男性，64 岁。甲状腺明显肿大，有压迫感。超声检查报告如下（图 2-22-1）。

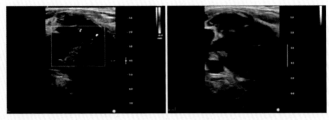

**超声所见:**

甲状腺弥漫性不对称肿大,表面不光滑,回声不均匀减低,呈网状结构,峡部厚约2.1 cm,右叶厚约5.4 cm,左叶厚约3.3 cm,未见明显钙化。后缘向深方组织侵犯。

双颈部未见明显异常淋巴结。

**超声印象:**

1.甲状腺弥漫性病变,符合桥本甲状腺炎。

2.甲状腺向周围组织呈侵犯表现,不除外淋巴瘤或弥漫硬化型甲状腺癌。

**图2-22-1** 甲状腺弥漫性淋巴瘤报告单

(甲状腺穿刺)纤维组织中见多量异型淋巴细胞浸润,细胞体积中等偏大,可见核仁,一致表达 B 细胞抗原,考虑为弥漫性大 B 细胞淋巴瘤。

免疫组化标记: CD20(+),CD3(-),CD21(-),Bcl-2(-),Bcl-6(-),CD30(-),CD10(-),TdT(-),CD5(-),CD23(-),CyclinD1(-),PAX-5(+),MUM-1(+),CK(-),TTFI(-),CD2(-),CD5(-),CD7(-),CD56(-),CD43(-),MPO(-),Ki-67(+)。

淋巴瘤按分布可分为结内侵犯和结外侵犯。后者几乎可发生于人体任何器官。发生于脾、肝等器官的淋巴瘤,由于多表现为单发或多发的实性结节,超声检查容易被发现。但在有些脏器中,如睾丸及甲状腺淋巴瘤,常表现为弥漫性侵犯,警惕性不足时容易漏诊。尤其是甲状腺弥漫性淋巴瘤,多有弥漫性桥本甲状腺炎的背景,而又没有具体的局限性结节,结合血清学检查示抗体强阳性,超声医生很容易放松警惕而只报告"弥漫性病变,符合桥本甲状腺炎"。

　　本例为一典型的在桥本甲状腺炎背景下的甲状腺弥漫性淋巴瘤（图 2-22-2 ～图 2-22-4）。

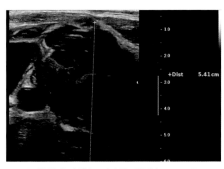

甲状腺右叶横切面（前后径达5.4 cm）

**图2-22-2**　甲状腺弥漫性淋巴瘤声像图

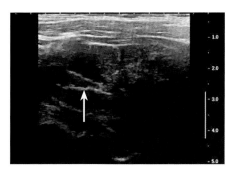

甲状腺内散在的条状高回声（箭头）

**图2-22-3**　甲状腺弥漫性淋巴瘤声像图

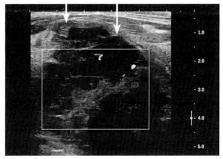

甲状腺前缘的被膜已被破坏（箭头）

**图2-22-4**　甲状腺弥漫性淋巴瘤声像图

观察声像图，虽然没有具体的病灶，但有以下特征。

◆甲状腺呈弥漫性、不对称肿大，相比通常见到的桥本甲状腺炎患者，肿大的很"夸张"。

◆甲状腺的被膜很不规整，凹凸不平或高低起伏呈波浪状。

◆甲状腺实质回声极低，且有散在的条状高回声。虽然弥漫性桥本甲状腺炎也可呈回声减低，但甲状腺弥漫性淋巴瘤回声更低。且由于甲状腺滤泡的严重破坏，并不出现"火海征"。

◆尽管没有具体病灶，但被膜局部有中断或破坏，该征象对提示甲状腺弥漫性淋巴瘤具有很高特异性。

◆ 提高探头频率或局部放大，若甲状腺实质呈筛网状（reticulum）或弥漫性不均匀微小结节型（heterogeneous micronodular pattern），则基本可认定为甲状腺弥漫性淋巴瘤。

由于该病的细胞学穿刺很难确诊，所以应对甲状腺实质进行组织学活检。化疗后可很快使肿大的甲状腺明显缓解，进而使压迫症状缓解，早期治疗的患者预后较好。

研究表明，桥本甲状腺炎与甲状腺弥漫性淋巴瘤的发生有密切的联系。甚至其他的自身免疫疾病，如 Sjögren 综合征和类风湿关节炎等，都是 B 细胞衍生的，这一类免疫缺陷患者的 B 细胞型淋巴瘤的发生率显著高于其他人群。

## 第二十三节　弥漫硬化型甲状腺乳头状癌：声像图比穿刺病理更重要

病例 1　10 多年前，一个 19 岁的男孩来医院行超声检查。发现一侧的甲状腺内大片区域弥散分布大量的微小钙化，没有边界，也没有具体的包块。行超声引导下穿刺活检（粗针组织学活检），病理结果为"良性病变，未见肿瘤细胞"。因诊断存疑，遂再次行穿刺活检，病理结果还是"良性病变，桥本甲状腺炎不除外"。根据病理结果，外科医生拒绝给患者行手术治疗，遂给予超声随诊，2 年后，患者出现颈部淋巴结转移，且选择至外医院行手术治疗，术后病理：DSVPTC。

病例 2　患者女性，20 岁，甲状腺内簇状聚集的微钙化，未见结节（图 2-23-1），术后病理：DSVPTC。

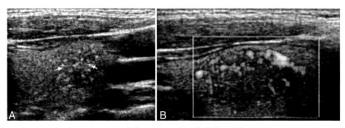

A.二维声像图；B.彩色多普勒声像图

**图2-23-1** DSVPTC声像图

DSVPTC 是 PTC 的一个亚型，占所有 PTC 的 1% ~ 5%。相对于其他亚型的甲状腺乳头状癌，DSVPTC 更容易出现淋巴结转移和远处转移，因此，一般认为其预后较差。不过最近的研究发现，DSVPTC 规范治疗后的长期预后与其他亚型的 PTC 并没有显著差异。

DSVPTC 主要发生在年轻女性中。病理学表现为致密的纤维性硬化、大量鳞状上皮化生、片状密集的淋巴细胞浸润、大量的沙砾体及小的乳头状结构弥散分布于扩张的淋巴管内。肿瘤可以累及一侧或两侧甲状腺腺叶，通常不会形成一个肿块样结构。

DSVPTC 的这些病理学表现使其在声像图上具有显著的特征，通常显示甲状腺内弥漫或片状分布的区域内有大量的簇状分布的微钙化（沙砾体），但一般无明显的肿物感。也有一部分的 DSVPTC 可以伴有小片状的低回声（图 2-23-2）。病变可以局限于一侧甲状腺内，也可以双侧累及。

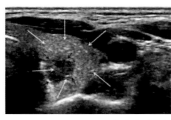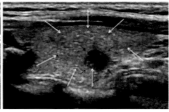

伴有小片状低回声（箭头）

**图2-23-2** DSVPTC声像图

资料来源：MONNAI Y，ALTMANN K，JANSEN C，et al. Terahertz beam steering and variable focusing using programmable diffraction gratings. Opt Express，2013，21（2）：2347-2354

　　DSVPTC的病理组织学上肿瘤细胞比例少，大部分是纤维硬化组织和淋巴细胞浸润。正是由于这些病理学特点，无论是穿刺细胞学检查还是穿刺组织学检查都很容易误诊为良性病变，多数被误诊为"桥本甲状腺炎"，也有误诊为"Riedel甲状腺炎"的。FNA细胞学检查甚至多是"细胞数量少，无法诊断"这样的结论。

　　因此，无论是超声医生还是临床医生，对于超声检查发现甲状腺内以簇状或弥漫性微钙化为主的病变，即使穿刺病理结果为良性也不可掉以轻心。不要轻易根据病理结果做出"桥本甲状腺炎"或"Riedel甲状腺炎"的诊断。至少要密切随诊，注意有无周围淋巴结转移的出现。有些情况下，即使穿刺病理为阴性，也可仅依靠典型的声像图作为手术的依据。

　　为了提高这一类病例的穿刺活检阳性率和成功率，建议穿刺时注意以下几点。

　　◆尽可能选用粗针组织学活检。

　　◆尽量选择微钙化密集区活检。

　　◆如有淋巴结转移的征象，尽可能选择淋巴结穿刺。

# 第二十四节 不适宜随诊观察的甲状腺小癌

甲状腺小癌，一般是指甲状腺微小乳头状癌。由于这一类甲状腺癌的生物学特性是惰性的，绝大部分的病变在不干预的情况下可以长期不变，也不会影响生存，因此，越来越多的指南和临床医生建议对这一类甲状腺小癌可以采取随诊观察的方法进行管理，而不必过度干预。

甲状腺微小乳头状癌最大直径一般不超过 1.0 cm。由于超声检查的高灵敏性和高分辨率，有经验的超声医生诊断几毫米大小的小癌根本不成问题。因此，超声检查也就成了甲状腺微小乳头状癌随诊的最佳手段。

不过，并非所有最大直径< 1.0 cm 的甲状腺小癌都适合随诊观察。临床医生和大部分指南建议，一旦超声检查时发现这些甲状腺小癌伴有以下情况时，都不再适合随诊观察，而应该直接手术治疗：①甲状腺被膜受侵犯；②气管受侵犯；③甲状腺内多发小癌；④伴有周围淋巴结转移（图 2-24-1 ~ 图 2-24-6）。

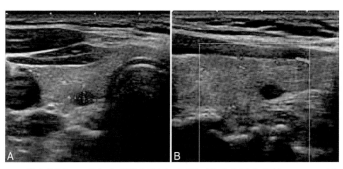

A.二维声像图；B.彩色多普勒声像图。局限于腺体内最大直径0.44 cm。适合随诊观察

**图2-24-1** 甲状腺小癌声像图

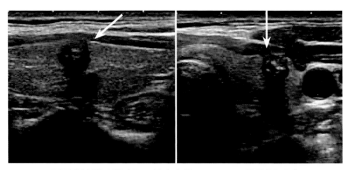

侵犯前被膜（箭头），最大直径0.60 cm。不易随诊观察

**图2-24-2** 甲状腺小癌声像图

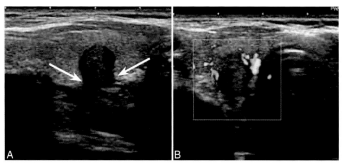

A.二维声像图；B.彩色多普勒声像图。侵犯后被膜（箭头），最大直径0.84 cm。不易随诊观察

**图2-24-3** 甲状腺小癌声像图

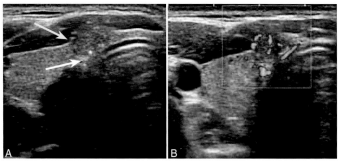

A.二维声像图；B.彩色多普勒声像图。侵犯前被膜（黄箭头）及气管（白箭头），最大直径0.66 cm。不易随诊观察

**图2-24-4** 甲状腺小癌声像图

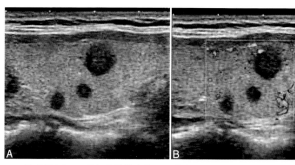

A.二维声像图；B.彩色多普勒声像图。多发，最大结节的最大直径0.34 cm。不易随诊观察

**图2-24-5** 甲状腺小癌声像图

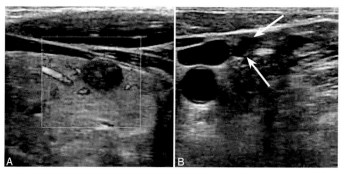

A.彩色多普勒声像图；B.二维声像图。伴有淋巴结转移（箭头），结节最大直径0.54 cm。不易随诊观察

**图2-24-6** 甲状腺小癌声像图

　　以上病例的最终病理结果均为PTC。其中图2-24-4为滤泡型甲状腺乳头状癌。

　　因此，超声医生在判定甲状腺结节性质后，随诊期间最关键的就是要确定该结节有无被膜侵犯、气管侵犯、淋巴结转移，是否多发。将这些重要的信息提供给临床医生，以帮助其做出合理的临床诊疗。

# 第二十五节　急性甲状腺炎：此炎非彼炎

　　急性甲状腺炎、亚急性甲状腺炎、慢性甲状腺炎，三者之间没有任何因果关系。只有急性甲状腺炎是明确的细菌感染且能培养出致病菌。亚急性甲状腺炎的发病机制至今未明确，普遍认为可能与病毒有关。慢性甲状腺炎通常指桥本甲状腺炎，极少数为木样甲状腺炎（Riedel甲状腺炎）。二者的发病机制目前仍未明了，只知桥本甲状腺炎是一种自体免疫性疾病，后者无论是临床表现、血清学检查及超声表现都极为多样。相对于亚急性甲状腺炎和慢性甲状腺炎，急性甲状腺炎的发病率要低得多。

　　急性甲状腺炎（acute suppurative thyroiditis，AST）也被称为急性化脓性甲状腺炎、细菌性甲状腺炎。由于是相对较高含碘量的组织，以及富含血管和淋巴引流，甲状腺通常对感染有很强的抵抗能力，一般病原体很难感染甲状腺。尽管如此，由于解剖和胚胎发育的关系，持续存在的梨状窝瘘可能会使甲状腺左叶容易受到累及，这是AST最主要的感染途径（图2-25-1）。

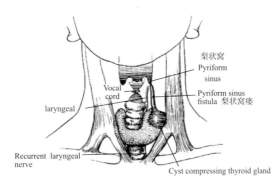

Laryngeal：喉，Recurrent laryngeal nerve：喉返神经，Vocal cord：声带，Cyst compressing thyroid gland：囊肿压迫甲状腺

图2-25-1　梨状窝与梨状窝瘘解剖示意

（注：梨状窝瘘为胚胎发育过程中鳃裂组织未完全退化残留而形成。由梨状窝的底部或尖部向下向前延伸至甲状腺周围和甲状腺实质。约 90.3% 发生于左侧，可能与哺乳动物胚胎发育过程中原始大动脉的消失、双侧动脉弓的演化和发育不对称、鳃裂组织右侧消失较早有关。大多数学者认为梨状窝瘘起源于第三或第四鳃囊）。

AST 的主要病原体有：葡萄球菌、链球菌、流感嗜血杆菌、克雷伯菌、大肠杆菌、假单胞菌、肠杆菌、沙门菌和厌氧菌，以及常见口腔正常菌群，其他少见病原体还有分枝杆菌、曲霉属真菌、新型隐球菌、荚膜组织胞浆菌、念珠菌、梅毒螺旋体等。

抽出脓液做培养可使抗生素选择更有针对性。但由于此类疾病发病急骤、症状很重，一般等不及培养后再治疗，通常根据超声表现，加上抽出物肉眼判断，先用广谱抗生素控制，然后再根据培养结果改为敏感抗生素。

超声表现：通常发生于甲状腺左叶（90% 以上），左叶明显肿大，整叶或大部分甲状腺呈混合回声，边界不清，可见大小不等的脓腔，有时成一个较大的脓腔，周边实性部分血流丰富，受累甲状腺叶几乎不见正常实质，对侧叶一般正常。

手术切除梨状窝瘘是防止 AST 复发的主要治疗手段。

病例 1　患儿男，13 岁，高热、寒战，甲状腺左叶明显肿大。超声检查：整叶甲状腺呈混合回声，可见大小不等的脓腔，边缘部分血流丰富，受累叶甲状腺几乎不见正常实质，对侧叶却正常（图 2-25-2）。超声引导下抽出脓液。

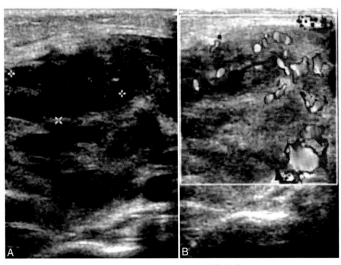

A.二维声像图；B.彩色多普勒声像图

**图2-25-2** AST声像图

病例 2 患者女性，50 岁。组织学穿刺证实左叶急性化脓性甲状腺炎（图 2-25-3）。

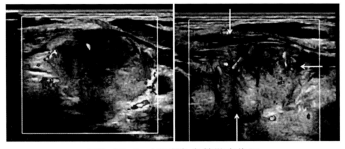

**图2-25-3** AST彩色多普勒声像图

几乎整叶被破坏是 AST 与亚急性甲状腺炎的最大区别。两例病例均有典型高热症状。受累叶剧痛，触痛极敏感。

# 第二十六节　三发性甲状旁腺功能亢进症

甲状旁腺功能亢进症分为：原发性甲状旁腺功能亢进症、继发性甲状旁腺功能亢进症、三发性甲状旁腺功能亢进症。

◆原发性甲状旁腺功能亢进症（primary hyperparathyroidism）是指由于甲状旁腺本身的疾病（增生或腺瘤等）造成甲状旁腺功能亢进。

◆继发性甲状旁腺功能亢进症（secondary hyperparathyroidism）简称继发性甲旁亢，是指甲状旁腺长期受到低血钙刺激而分泌过量的甲状旁腺激素（parathyroid hormone，PTH）的一种慢性代偿性临床综合征。一般伴有不同程度的甲状旁腺增生，但并非甲状旁腺本身疾病所致。临床上除原发病外，可出现甲旁亢样骨病，如骨质软化、骨质硬化、骨质疏松、纤维囊性骨炎等，亦可发生肾石病及其他临床表现。当原发病解除后，甲状旁腺功能亢进症可以恢复。

◆三发性甲状旁腺功能亢进症（tertiary hyperparathyroidism），简称三发性甲旁亢，是指由于长期的慢性继发性甲旁亢存在，甲状旁腺长期受刺激形成自主结节或腺瘤，此时 PTH 呈自主性分泌、不受血钙调节。当原发病解除后，甲状旁腺功能亢进症不能恢复。

慢性肾功能不全是导致继发性甲旁亢的最常见原因。功能不全的肾不能将足够的维生素 D 转化为活性形式，同时又不能充分排出磷酸。结果使钙以无法吸收的不溶性磷酸钙形式存在，并在循环中丢失。这两个过程导致血钙过少进而出现继发性甲旁亢。继发性甲旁亢也可以由于吸收不良（慢性胰腺炎、小肠疾病、减肥手术）所致。这些状况下脂溶性维生素 D 不能重吸收。最终导致血钙过少，继发 PTH 分泌增加，以提高血清钙水平。

血液透析技术的使用，使得慢性肾功能不全患者的生存期大大延长。长期的继发性甲旁亢会导致甲状旁腺高度增生或形成不受血钙调节的自主增生结节或腺瘤，也就是所谓的三发性甲旁亢的发生。三发性甲旁亢均伴有多个甲状旁腺的高度增生或结节形成。超声检查时可见多个甲状旁腺呈显著结节状增生，通常呈低回声、分叶状、血流丰富。

病例　患者女性，56岁。血液透析8年，血钙高。超声检查：3个甲状旁腺结节状增大、分叶状、血流丰富（图2-26-1）。

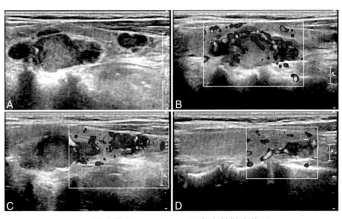

A.二维声像图；B、C、D.彩色多普勒声像图

**图2-26-1　三发性甲旁亢声像图**

三发性甲旁亢的治疗：由于仅针对原发病的治疗已经不能改善三发性甲旁亢，因此，三发性甲旁亢的主要治疗措施是切除部分增生的甲状旁腺。也可以采取超声引导下的各种消融（射频、微波、激光等）手段对增生的结节进行毁损，效果同样非常理想，而且创伤小。目前，超声引导下消融治疗已经成为三发性甲旁亢的常用治疗方法。

# 第二十七节　甲状腺结节的鉴别

病例　患者男性，51 岁。甲状腺上极结节（图 2-27-1），如何诊断？

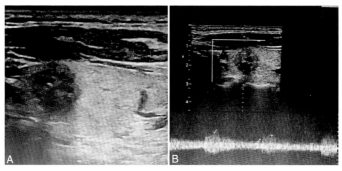

A.二维声像图；B.彩色多普勒声像图

**图2-27-1**　甲状腺上极结节声像图

答案

（1）图像中甲状腺的纵切面和横切面均显示病灶为前后径大于其他径，尤其是前后径大于横径的低回声结节（即高大于宽），几乎都是恶性。

（2）结节内可见散在颗粒样钙化，增加了恶性的可能性。如果是在实性病灶内发现簇状堆积的针尖样钙化，也几乎都是恶性。也就是说，高大于宽和簇状微小钙化都是高度特异指标，一旦出现，几乎可以诊断恶性。但这两个征象敏感度都很低，通常来说，这两个征象在甲状腺癌中出现的比例均＜ 20%。两者同时出现的概率更难得，诊断恶性不会失手。

（3）图片中显示了散在的钙化，既非斑状钙化（后方有声影的大钙化），也非簇状堆积的微小钙化，其意义提示也介于二者之间。

（4）斑状钙化本身可出现于良性和恶性病灶，对于鉴别诊断，几乎无价值。但是国外有统计显示，出现斑状钙化的甲状腺结节相比没有任何钙化的病灶，恶变率有所增加。

（5）颗粒样的钙化，它的身份确认令人纠结。即把它归类进微小钙化还是大钙化，仍未形成共识。需要注意的是，一个大颗粒钙化，当你放大图像或换用更高频率的探头，有时候会发现一个"颗粒"实际上可能是多个针尖样钙化聚集而成，这种情况，显然应归类为"坏分子"而诊断恶性。

（6）特别要强调，在囊性病灶中漂浮的点状强回声，或颗粒样强回声后方有"彗星尾征"时，这不是钙化，而是胶体结晶，且几乎都是良性征象，千万不可混淆。

（7）在这个病例中，病灶血流非常丰富，这个要引起重视，因为通常来说，PTC 多数都是乏血供的。由于 80% 以上的甲状腺癌都是乳头状癌，因此给我们的印象就是"甲状腺恶性病灶血流不丰富"，这个结论是不严谨的。甲状腺其他恶性病灶，尤其是甲状腺髓样癌和甲状腺未分化癌，通常血流丰富，预后也比 PTC 差的多。若超声检查发现只有几毫米的 PTC，可以暂时观察而不必急于切除，因为有些 PTC 是处于休眠状态。但是，甲状腺髓样癌和甲状腺未分化癌要及早切除。具体到这个病例，即使病灶很小也要手术，因为血流丰富说明病灶生长旺盛，所以不必再观察。

（8）很多良性肿瘤，包括甲状腺滤泡腺瘤，血流也很丰富，因此，不能只根据血供的程度鉴别良性和恶性。这点和乳腺是不同的（以上仅供参考，请批评指正）。

（9）一个甲状腺结节，如果病灶周边出现环状血管，通常支持良性诊断。但如果内部有微小钙化则另当别论了。

（10）如果一个甲状腺结节后方整体回声衰减，而这个衰减又不是大钙化造成的，则基本是恶性的。

（11）强回声结节，尤其像是肝内强回声血管瘤那样的强回声结节出现在甲状腺内时，不管血流是否丰富，均考虑良性。

（12）甲状腺结节呈囊实混合性回声，良性可能性更大。如果结节呈蜂窝状回声，几乎都是良性。

（13）孤立的低回声结节，不能除外恶性。但是，如果一个孤立的低回声结节内部血流特别丰富，呈现"火海征"，结节内呈局限性"火海征"而甲状腺实质血流正常，则为良性。这个结节为局限性桥本结节，不需要进行手术。

（14）关于结合临床，甲状腺抗体对于诊断桥本甲状腺炎很有帮助，但也不要太绝对。TPOAb 轻度升高，可见于桥本甲状腺炎，也可见于甲状腺增生性疾病，甚至甲亢。但是如果TPOAb > 500，或其他抗体大于正常值 10 倍以上，则基本是桥本甲状腺炎引起，其他的可能性就很小了。

## 参考文献

[1] ANDERSON L, MIDDLETON W D, TEEFEY S A, et al. Hashimoto thyroiditis: part 1, sonographic analysis of the nodular form of hashimoto thyroiditis. AJR Am J Roentgenol, 2010, 195 (1): 208-215.

[2] FU X S, GUO L M, ZHANG H B, et al. "Focal thyroid inferno" on color Doppler ultrasonography: A specific feature of focal Hashimoto's thyroiditis. European Journal of Radiology, 2012 (81) 3319-3325.

[3] PEARCE E N, FARWELL A P, Braverman L E.Thyroiditis. N Engl J Med, 2003, 348 (26): 2646-2655.

[4] SHIN Y G, YOO J, KWON H J, et al.Histogram and gray level co-occurrence matrix on gray-scale ultrasound images for diagnosing lymphocytic thyroiditis. Computers in Biology & Medicine, 2016, 75: 257-266.

[5] HAYASHI N, TAMAKI N, KONISHI J, et al. Sonography of Hashimoto's thyroiditis. 1986, 14 (2): 123-126.

[6]     YEH H C, FUTTERWEIT W, GLIBERT P. Micronodulation: ultrasonographic sign of Hashimoto thyroiditis. J Ultrasound Med, 1996, 15（12）: 813-819.

[7]     KIM D W, EUN C K, IN H S, et al. Sonographic differentiation of asymptomatic diffuse thyroid disease from normal thyroid: A prospective study. AJNR Am J Neuroradiol, 2010, 31（10）: 1956-1960.

[8]     LANGER J E, KHAN A, NISENBAUM H L, et al. Sonographic appearance of focal thyroiditis. AJR Am J Roentgenol, 2001, 176（3）: 751-754.

[9]     TAKASHIMA S, MATSUZUKA F, NAGAREDA T, et al. Thyroid nodules associated with Hashimoto's thyroiditis: assessment with US. Radiology, 1992, 185 : 125-130.

[10]    FIGUEIRAS R G, GOH V, PADHANI A R, et al.The role of functional imaging in colorectal cancer. AJR Am J Roentgenol, 2010, 195（1）: 54-66.

[11]    ANDREISEK G, WHITE L M, SUSMAN M S, et al.T2*-weighted and arterial spin labeling MRI of calf muscles in healthy volunteers and patients with chronic exertional compartment syndrome: preliminary experience. AJR Am J Roentgenolo, 2009, 193（4）: 327-333.

[12]    P W RALLS, D S MAYEKAWA, K P LEE, et al. Color-flow Doppler sonography in Graves disease: "thyroid inferno".AJR Am J Roentgenol, 1988, 150（4）: 781-784.

[13]    CASTAGBOBE D, RIVOLTA R, RESCALLI S, et al.Color Doppler sonography in Graves' disease: value in assessing activity of disease and predicting outcome. AJR Am J Roentgenol, 1996, 166（1）: 203-207.

[14]    VITTI P, RAGO T, S Mazzeo. Thyroid blood flow evaluation by color-flow Doppler sonography distinguishes Graves' disease from Hashimoto's thyroiditis. J Endocrinol Invest, 1995, 18（11）: 857-861.

[15]    LIVOLSI, VIRGINIA A. The pathology of autoimmune thyroid disease: a review. Thyroid, 1994, 4（3）: 333

[16]    SCHULZ S L, SEEBERGER U, HENGSTMANN J H. Color

Doppler sonography in hypothyroidism. Eur J Ultrasound，2003，16
（3）：183-189.

[17]　MIZUKAMI Y，MICHIGISHI T，KAWATO M，et al.Chronic thyroiditis：Thyroid function and histologic correlations in 601 cases. Hum Pathol，1992，23（9）：980-988.

[18]　BONAVITA J A，MAYO J，BABB J，et al.Pattern recognition of benign nodules at ultrasound of the thyroid：which nodules can be left alone? AJR Am J Roentgenol，2009，193（1）：207-213.

[19]　CHARDES T，CHAPAL N，BRESSON D，et al. The human anti-thyroid peroxidase autoantibody repertoire in Graves' and Hashimoto's autoimmune thyroid diseases. Immunogenetics，2002，54（3）：141-157.

[20]　ORGIAZZI J. Anti-TSH receptor antibodies in clinical practice. Endocrinol Metab Clin North Am，2000，29（2）：339-355.

[21]　ASHLEY S，VIDYA P，IAN M. Recurrent Thyrotoxicosis due to Both Graves' Disease and Hashimoto's Thyroiditis in the Same Three Patients. Case Reports in Endocrinology，2016，2016：1-4.

[22]　VIRMANI V，HAMMOND I.Sonographic patterns of benign thyroid nodules:verification at our institution.AJR Am J Roentgenol，2011，196（4）：891-895.

[23]　RICHARD C，CABOT，NANCY L，et al. Case records of the Massachusetts General Hospital：Case 38-2010：a 13-year-old girl with an enlarging neck mass. N Engl J Med，2010，363（25）：2445-2454.

[24]　MONNAI Y，ALTMANN K，JANSEN C，et al.Terahertz beam steering and variable focusing using programmable diffraction gratings. Opt Express，2013，21（2）：2347-2354.

[25]　STAII A，MIROCHA S，KOTEVA K T，et al. Hashimoto thyroiditis is more frequent than expected when diagnosed by cytology which uncovers a pre-clinical state. Thyroid Research，2010，3（1）：11.

[26]　CRONAN J J. Thyroid nodules：is it time to turn off the US machines? Radiology，2008，247：602-604.

[27]　HARRIS M，et al. The structure of the human thyroid in relation to ageing and focal thyroiditis. J Pathol，1980，130：99-104.

# 第三章 淋巴结

# 第一节　淋巴瘤：回声特点

在血液病学和肿瘤学研究中，淋巴瘤是显学，有关文献汗牛充栋，超声的报道也已经很充分，本不需笔者画蛇添足。但某青年演员因患淋巴瘤未及时选择化疗而去世，引起了有关淋巴瘤治疗方案的热议。这使我们体会到不管医学怎么进展，淋巴瘤及时诊断都非常重要。因为淋巴瘤是个大家族，不同的亚型有迥然不同的预后和治疗选择，因此，超声医生在初诊时能想到该病，及时进行组织学活检获取病理诊断（不是 FNA 活检），对患者而言很重要。可以说，相当多的淋巴瘤是可以通过针对性的化疗或靶向治疗控制的，甚至治愈的也大有人在。即使是预后较差的那些亚型，也并非像有些人说的"越化疗死得越快"。一旦淋巴瘤诊断明确，通常不选择手术（除非特殊情况下，比如病灶压迫导致肠梗阻，需尽快解除症状）。

**病例**　患者男性，33 岁。2 年来多次上腹部痛，1 年前感腹部锐痛就诊。影像检查及结果如下。

2015 年 7 月 21 日（某医科大学附属医院）

腹部增强 CT：胰尾癌，脾门侵犯，脾转移癌，腹腔及腹膜后多发淋巴结转移。

躯干 PET/CT：①胰腺代谢增高影，胰尾与脾分界不清，考虑胰腺癌；②脾内低密度影伴代谢不均匀性增高，考虑脾内转移瘤；③胰周及腹主动脉旁多发高代谢肿大淋巴结，考虑淋巴结转移。

2015 年 7 月 25 日（北京某医院）

腹部增强 CT：①脾占位（7.7 cm×5.8 cm×7.4 cm），浸润性生长伴脾外侵犯；②胰体尾受累，腹腔干周围及腹主动脉旁多发肿大淋巴结；③以上病变考虑淋巴瘤伴脾、胰腺受累可能性大。

腹部超声：腹膜后多发肿大淋巴结，脾大伴下极实质性占位。

相隔仅 4 天，两个医院的影像学检查得出了完全不同的诊断。前者 CT 和 PET 检查均诊断为胰尾癌，伴脾内转移及淋巴结转移。后者诊断为脾占位，脾外侵犯胰腺，考虑淋巴瘤。

2015 年 8 月 7 日行 CT 引导下脾穿刺，免疫组化：AE1/AE3（−），CD3（−），CD20（弥漫 +），CD43（散在 +），Bcl-6（弥漫 +），CD79a（+），CD99（+/−），Ki67（index 约 85%），S-100（−），TDT（−），CD10（−），Mum-1（部分弱 +），符合弥漫性大 B 细胞淋巴瘤（ABC 型）。

该患者接受化疗 1 年余。脾内病灶已有所减小（最大时约 9 cm），胰尾部已看不到病灶。

在看该患者超声图像前，先介绍 Ahuja 等 2001 年发表于 *Clinical Radiology* 的一篇研究淋巴瘤回声特点的文章，Ahuja 发现用当时的高分辨率超声探头，有 69% 的非霍奇金淋巴瘤和 63% 的霍奇金淋巴瘤呈特征性的回声，Rubaltelli 曾用 "heterogeneous micronodular pattern" 来描述这一特征（翻译：不均质微小结节型）；Ahuja 则用 "reticulum" 这一术语来描述这一现象（暂且翻译为筛网状回声），即图 3-1-1 中白色箭头所指，病理对照研究认为该征象的病理基础为淋巴瘤内高度肥大的滤泡（hypertrophic follicles）。

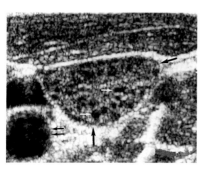

病变内的筛网状回声（箭头）

**图3-1-1　非霍奇金淋巴瘤声像图**

Ahuja 认为，早期由于仪器分辨率不高，此类征象被包括他自己在内的超声研究者描述为 "Pseudocystic appearance"，即 "假囊征"，在仪器分辨率提高后，这一术语应该弃用。这虽然是一篇 15 年前的文献，但作者介绍的这一超声征象，在本次这例脾淋巴瘤病例中完整呈现（图 3-1-2 ）。

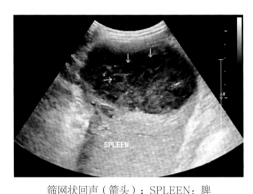

筛网状回声（箭头）；SPLEEN：脾

**图3-1-2** 脾淋巴瘤（弥漫性大B细胞淋巴瘤）声像图

病例同上，在超声工作站内保存的图像由于质量较差（视频采集模式），病变内部的细节信息丢失，则呈现出 "极低回声类似囊性病灶"，增加增益会出现 "病灶后方回声增强"（所以我们提倡超声工作站图像的采集存储应该采用标准的 DICOM 格式，而不是采用视频采集模式）。同样，早期的超声仪器的图像分辨率差，动态范围小，这也是早期文献反复报道淋巴瘤 "回声极低" 的原因，并作为提示淋巴瘤和其他病理类型淋巴结鉴别诊断的一个重要特征。

图 3-1-3，图 3-1-4 中脾下极呈类似囊肿的极低回声病灶实际上与图 3-1-2 中的病变是同一个。

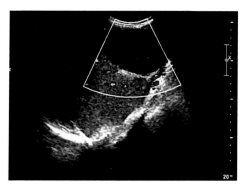

近似囊肿的病灶

**图3-1-3** 脾淋巴瘤（弥漫性大B细胞淋巴瘤）彩色多普勒声像图

在增大灰阶增益后，就出现图 3-1-4 中后方回声增强的改变，事实上，早期文献也常描述淋巴瘤后方回声增强这一特点。

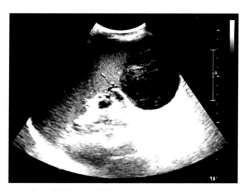

加大增益后的脾淋巴瘤，呈后方回声增强

**图3-1-4** 脾淋巴瘤（弥漫性大B细胞淋巴瘤）声像图

在浅表淋巴结中检查时，使用高频探头，会更容易显示淋巴瘤病灶内的这一特点：极低回声及筛网状回声。图 3-1-5 为浅表淋巴结内的套细胞淋巴瘤（mantle cell lymphoma，MCL），箭头所指即为 Rubaltelli 所描述的 "heterogeneous micronodular pattern"（不均质微小结节型改变）。MCL 是一种预后相对较差的罕见类型淋巴瘤。

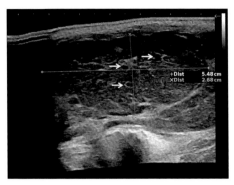

不均质微小结节型改变（箭头）

**图3-1-5　MCL声像图**

# 第二节　淋巴瘤：回声特点（续）

　　上节介绍了淋巴瘤的两个回声特点，均匀的极低回声和不均匀的网状回声（或称不均匀微小结节型加）。后者通常是用高分辨率线阵探头呈现的征象，具有较大的诊断特异度，但敏感度仍是比较低的。换句话说，它有很理想的阳性预测值，但阴性预测值很低。随着观察的淋巴瘤病例的增加，会发现该病呈现出极其多样化的超声表现，即使在同一个患者身上，也会发现不同的淋巴瘤病灶，其大小、形态、内部结构、回声特点、血流分型等可呈现很不一致的征象，这是与转移淋巴结的重要区别之一。

　　当发现颈部可疑恶性淋巴结时，淋巴瘤的诊断通常要求很细化，许多要做基因检测，需要组织学活检，而转移淋巴结可采用FNA活检，操作安全。但组织学取材通常用活检枪穿刺时的弹射装置，对于锁骨上和邻近颈动脉的病灶有很高的风险，常使我们望而却步。另外，即使是外科活检，也需要根据超声的表现选择最可疑恶性的病灶，而并非最大的病灶。因为无论是淋巴瘤还是其他恶性肿瘤的患者，都有可能伴有反应性的肿大淋巴结，淋巴结选择不当，取得的病理结果反而会误导对病情的判断。

超声医生的日常工作中，常面对大量的肿瘤患者，无论是手术或其他治疗前后，或是在化疗、放疗的间歇期，都要"例行"复查浅表淋巴结。有很多正常的淋巴结，或反应性的淋巴结，超声若报出模棱两可的诊断，常使临床医生疑虑而采取不必要的处理，如加做 PET/CT 检查等，会加重过度医疗，因此，鉴别诊断还是很有价值的。

与淋巴瘤的极低回声相比，多数转移淋巴结的回声强度要高一些，基本接近或略低于邻近肌肉的回声（图 3-2-1，图 3-2-2）。

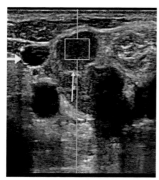

均匀的、类圆形的低回声（细箭头）。回声强度与其浅方的肌层相似，而高于邻近的血管（粗箭头）；方框：剪切波弹性的取样框

**图3-2-1** 胃癌颈部转移淋巴结声像图

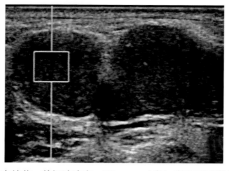

均匀低回声结节，剪切波速度＞10 m/s；方框：剪切波弹性的取样框

**图3-2-2** 肺癌锁骨上转移淋巴结声像图

　　而部分 PTC 的转移淋巴结，则出现特征性的强回声征象。病理研究认为这是由于在 PTC 的转移淋巴结内，肿瘤组织产生甲状腺球蛋白，并沉积于结节内所致（Som 等，1994 和 Ahuja 等，2008）。这种在甲状腺切除后出现的淋巴结，诊断转移淋巴结是非常可靠的（图 3-2-3 ~图 3-2-6）。

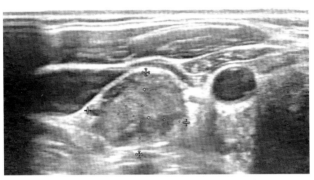

颈动脉和颈内静脉之间的转移淋巴结（光标），呈强回声

**图3-2-3**　　PTC全切术后声像图

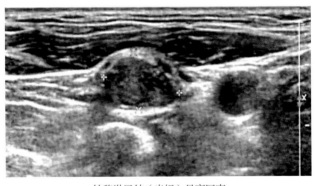

转移淋巴结（光标）呈高回声

**图3-2-4**　　PTC转移淋巴结声像图

　　图 3-2-5 来自 2008 年在 *Cancer Imaging* 发表的 "Sonography of Neck Lymph Nodes. Part Ⅱ：Abnormal Lymph Nodes"，作者 Ahuja 等最早发现这一超声征象。

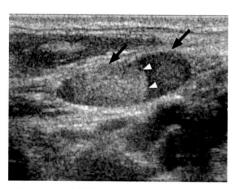

转移淋巴结（黑箭头），内部呈强回声（白箭头）

**图3-2-5　PTC转移淋巴结声像图**

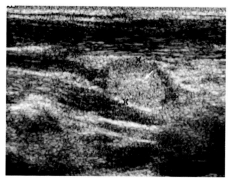

转移淋巴结呈强回声（光标）；箭头：微钙化

**图3-2-6　PTC转移淋巴结声像图**

资料来源：AHUJA A T，YING M. Sonography of Neck Lymph Nodes. Part II: Abnormal Lymph Nodes. Clin Radiol，2003，58（5）：359-366

　　综上所述，强回声淋巴结为 PTC 转移的特征性表现，但需要说明的是，一些其他头颈部肿瘤（如鼻咽癌）的转移淋巴结，经局部放疗后，会出现凝固性坏死，使淋巴结内回声增强。但后者通常是在低回声淋巴结内呈局部的高回声，高回声一般位于中心部，结合治疗史可以鉴别。

　　（注：Ahuja 在淋巴结病超声领域有很高的造诣，建议同行直接去读其发表的原文）。

# 第三节 淋巴瘤：淋巴结的液化性坏死和凝固性坏死

病例1 食管癌术后，颈部淋巴结转移。经化疗后，超声检查示左侧颈部淋巴结出现部分液化性坏死，呈无回声（图3-3-1）。

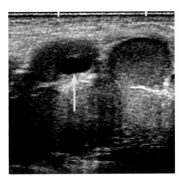

左侧颈部淋巴结部分液化性坏死，呈无回声（箭头）

**图3-3-1** 食管癌颈部转移淋巴结声像图

液化性坏死（liquefactive necrosis）好发于结核、鳞癌和乳头状癌的转移淋巴结内。发生于淋巴结核的液化常更彻底。液化性坏死在淋巴结核中的发生率远远高于其他淋巴结疾病。

病例2 患者女性，24岁。颈部多发淋巴结核，结核内大部分液化（挤压探头可见内容物蠕动），仅残存包膜下少许实性组织（图3-3-2）。

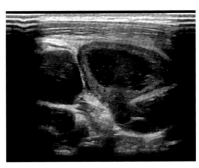

**图3-3-2** 颈部多发淋巴结核声像图

**病例 3** 淋巴结核（图 3-3-3）。

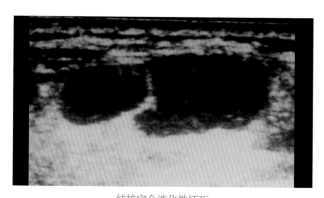

结核完全液化性坏死

**图3-3-3** 淋巴结核声像图

淋巴结的另外一种坏死为凝固性坏死（coagulation necrosis），好发于咽喉癌和感染性淋巴结（常见于结核），头颈部及口腔恶性肿瘤的转移淋巴结放疗后也常发生。声像图呈不均匀高回声区，注意切勿认为是淋巴门结构，因为后者可轻易探及血流信号，而前者无血流。

**病例 4** 神经内分泌瘤腋下转移淋巴结，经治疗后出现凝固性坏死（Esen，2006）（图 3-3-4）。

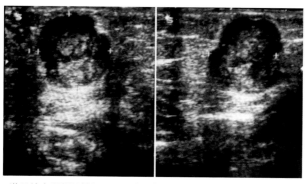

淋巴结出现凝固性坏死，呈中心部的不均匀和不规则的强回声区

**图3-3-4** 神经内分泌瘤腋下转移淋巴结声像图

淋巴结核可同时发生液化性坏死和凝固性坏死，这是诊断该病的重要征象之一。

淋巴结核坏死与转移淋巴结坏死的声像图表现有明显不同：淋巴结核内部非液化坏死区呈很不均匀的回声（图3-3-5），而转移淋巴结内部非液化性坏死区呈相对均匀的低回声（图3-3-6）。

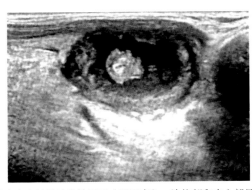

淋巴结核内有大片的液化性坏死（无回声），边缘部和中心部呈凝固性坏死（强回声）

图3-3-5　颈部淋巴结核声像图

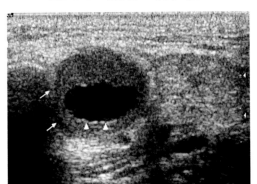

转移性淋巴结（箭头）的部分液化性坏死（低回声）

图3-3-6　转移淋巴结声像图

无论是液化性坏死还是凝固性坏死，未治疗过的淋巴瘤几乎不会发生，治疗后也很少发生。淋巴瘤化疗的反应主要表现在病灶径值的缩小和血流的减少，而不是坏死。理论上讲，淋巴瘤局部放疗可能会使病灶部分凝固性坏死，但淋巴瘤通常很少选择放疗，因此，这种现象罕见。而部分转移淋巴结和大部分淋巴结核，治疗前就可发生部分坏死。超声造影可更准确判断淋巴结内的坏死范围。

综上所述，当发现异常淋巴结内有坏死发生时，不管看上去多么"恐怖"，实际上诊断为淋巴瘤的可能性极低，可选择 FNA 活检（有关淋巴结核的详细超声征象介绍，可参看本章第十六节，颈部淋巴结核：超声表现之病例分享）。

淋巴结后方回声衰减很罕见，几乎均发生于浸润性乳腺癌的腋下转移淋巴结。且乳腺内的原发灶也有相似的后方衰减征象，Esen 认为，这种淋巴结均有包膜外侵犯（extracapsular spread），因而边界不规则，而绝大多数恶性淋巴结具有锐利的边界（图 3-3-7）。

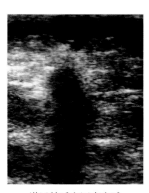

淋巴结后方回声衰减

**图3-3-7**　乳腺癌腋下转移淋巴结声像图

类似的病例：患者女性，41岁。病理：乳腺浸润性导管癌伴腋下淋巴结转移（图3-3-8，图3-3-9）。

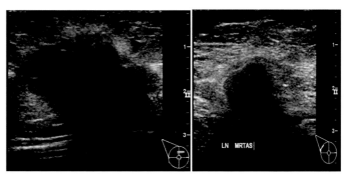

A.二维超声示右乳12点处3.1cm×1.7cm大小病灶，后方衰减；　B.彩色多普勒超声示同时在同侧腋下发现多发异常淋巴结，亦呈后方衰；LN MRTAS：左侧腋下转移淋巴结

**图3-3-8**　乳腺浸润性导管癌伴腋下淋巴结转移声像图

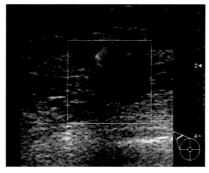

腋下淋巴结，与绝大多数恶性淋巴结有锐利的边界不同，边界模糊

**图3-3-9**　乳腺浸润性导管癌伴腋下淋巴结转移彩色多普勒声像图

# 第四节 淋巴瘤：淋巴结内的微钙化

淋巴瘤几乎不发生钙化，因此，若发现含钙化的淋巴结，基本可除外淋巴瘤的诊断。淋巴结内的钙化，可分为微钙化（micro calcification）和大钙化（macro calcification）两种。

颈部淋巴结内出现微钙化，绝大多数是 PTC 的转移淋巴结，少部分是甲状腺髓样癌的转移（Ahuja 等，2008）。不是因为后者的微钙化发生率低，而是甲状腺髓样癌本身发病率远低于 PTC，因而不宜获得大的样本。早期的资料显示 50% ~ 69% 的 PTC 患者会伴有含微钙化的转移淋巴结（Ahuja 和 Ying，2003），而且，这类含微钙化的淋巴结，其在甲状腺内的原发灶通常也含微钙化。近 10 年随着高分辨率超声在甲状腺检查上的日益普及，很多甲状腺微小乳头状癌早期被筛查出来，因而这类转移淋巴结的发生率也显著降低。需要说明的是，即使行甲状腺全切术，日后仍可能出现颈部的转移淋巴结。因此，若是甲状腺术后的患者体内发现含微钙化的淋巴结，即使很小（可小至直径 5 mm），也具有高度的诊断淋巴结转移的阳性预测值。当然，即使这样，也并不一定意味着糟糕的预后。

总之，若颈部淋巴结呈高回声，内含微钙化，几乎都是甲状腺转移。

**病例** 患者男性，25 岁，PTC 术后。超声检查：左颈部Ⅵ区可见低回声、含微钙化的小淋巴结，钙化呈位于中心部的密集的簇状排列（图 3-4-1），在右颈部Ⅵ区亦发现更小的含微钙化转移淋巴结（图 3-4-2）。

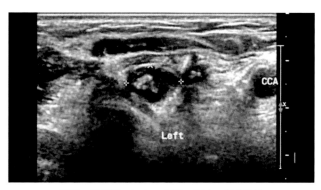

光标：淋巴结，Left：左侧，CCA：颈总动脉

**图3-4-1　甲状腺乳头状癌术后左颈部淋巴结声像图**

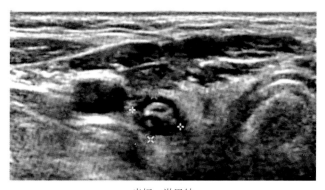

光标：淋巴结

**图3-4-2　PTC术后右颈部淋巴结声像图**

　　在罕见的情况下，来自乳腺癌的腋下转移淋巴结也可见微钙化，通常原发灶内也有微钙化。因此，如果在既往有乳腺癌病史的患者腋下发现含微钙化的小淋巴结，即使是发生在对侧腋下，也不可忽视。因为这通常意味着肿瘤转移，它的预后比乳头状癌差的多，这种发现临床意义更大（图3-4-3，图3-4-4）。

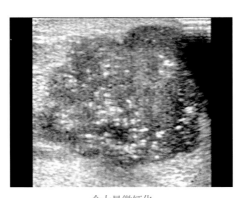

含大量微钙化

**图3-4-3** 乳腺浸润性导管癌声像图

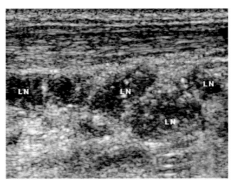

腋下转移淋巴结,含微钙化;LN:淋巴结

**图3-4-4** 乳腺浸润性导管癌声像图

# 第五节 淋巴瘤:淋巴结内的大钙化

　　淋巴结内的粗大钙化(macro calcification),尤其是斑状的钙化,是淋巴结核的高特异性征象。不论是微钙化还是大钙化,在淋巴瘤内均是很罕见的。除了微钙化是提示转移淋巴结的征象外,大钙化也很少发生于转移淋巴结。早先的一组资料显示

（Asai 等，2001）：粗大钙化发生于 33.3% 的淋巴结核内，在对照组 49 例淋巴瘤和 9 例转移淋巴结内未见大钙化。另外一组观察对象为印度人的资料（Khanna 等，2011），则显示分别有 84% 的淋巴结核和 11% 转移淋巴结内有钙化灶（未区分大钙化和微钙化），在淋巴瘤和反应性淋巴结内未见钙化。

　　总体来说，淋巴结内的粗大钙化，尤其是斑状后方有声影的钙化，基本可认定是淋巴结核。特殊情况下，如接受局部放疗的转移淋巴结内可能有粗大钙化。上述文献中，粗大钙化发生于 33% 的淋巴结核，和我们日常工作中的经验基本吻合。后一篇 84% 的淋巴结核发生率是不太靠谱，可能存在患者选择的偏差。因为淋巴结核病程越长，钙化发生率越高，加之两组的观察地点分别为中国香港和印度，猜测两地的医疗条件差距大，后者就诊的以晚期患者居多，才有这么高的敏感度，单靠这一条征象，就基本可做出鉴别诊断了。

　　可以从以下几个病例看淋巴结核的大钙化。

　　**病例 1**　患者女性，22 岁。左颈部Ⅳ区淋巴结核，淋巴结后缘已经破溃，淋巴结包膜破溃也是诊断淋巴结核的高特异性征象之一（图 3-5-1）。

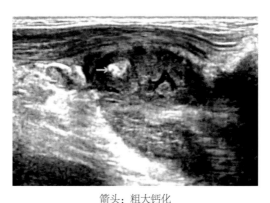

箭头：粗大钙化

**图3-5-1　乳腺浸润性导管癌声像图**

**病例2**　患者女性，41岁。左锁骨上多发淋巴结核（图3-5-2），淋巴结核为乏血供，斑状钙化伴声影（图3-5-3）。

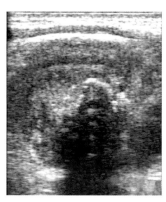

其中一个大病灶可见多个斑状钙化，伴声影

**图3-5-2**　左锁骨上多发淋巴结核声像图

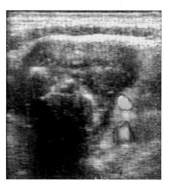

淋巴结核乏血供，斑状钙化伴声影

**图3-5-3**　左锁骨上多发淋巴结核彩色多普勒声像图

总之，淋巴结的斑状钙化虽然诊断价值很高，但多为病程较长的患者，早期病例未形成钙化时，还要靠其他征象综合判断。比如下面这一例淋巴结核有很多病灶，但未见钙化。

病例3　患儿男，9岁，淋巴结核。抗结核药物治疗中（图 3-5-4，图 3-5-5）。

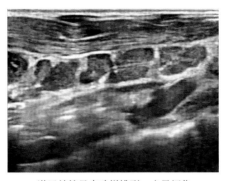

淋巴结核呈串珠样排列，未见钙化

**图3-5-4　左颈部Ⅳ区淋巴结核声像图**

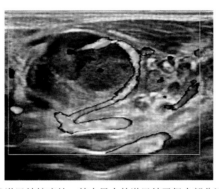

颈后外侧多发淋巴结核病灶，其中最大的淋巴结已经大部分液化，原来的门血流位移至包膜下，右侧还有多个小淋巴结

**图3-5-5　左颈部Ⅴ区淋巴结核彩色多普勒声像图**

淋巴结本身固有的门血管位移（displaced hilar vascularity）也是淋巴结核的特征性表现。

尽管淋巴结内出现大钙化是诊断淋巴结核的特异性征象，但也有极少例外，对于乳腺癌患者，在腋下发现有粗大钙化的淋巴结时，仍要谨慎判断。

病例 4 一侧乳腺根治术及同侧腋下淋巴结清扫术后半年，对侧腋下含大钙化淋巴结（图 3-5-6，图 3-5-7）。

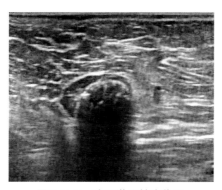

**图3-5-6 腋下淋巴结声像图**

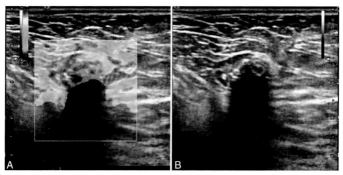

A.彩色多普勒声像图；B.二维声像图。弹性显示淋巴结硬度高于周围软组织

**图3-5-7 腋下淋巴结声像图**

病理结果证实这是一例转移淋巴结。

该例给我们的启发是：淋巴结核内的大钙化多出现在病程较长的、直径较大的、常伴有部分液化性坏死或凝固性坏死的病灶内。本例属于少见的乳腺癌转移至对侧腋下的淋巴结，推测可能是术后化疗导致淋巴结内的钙化形成。

# 第六节　淋巴瘤：淋巴结的形态学

淋巴结的形态（shape），通常指长径和短径的比值（along to short axes ratio，L/S）。因此，在乳腺和其他浅表病灶中常用的超声检查术语如"形态规整"不适用于淋巴结病变的描述。可描述"边界"，如边界锐利 / 不锐利。

多数研究者以 L/S 的阈值 2.0 为界，将淋巴结的形态分为圆形（L/S＜2.0）和椭圆形（L/S＞2.0）两类。椭圆形更多见于良性淋巴结，而圆形则更常见于恶性淋巴结，以此作为鉴别良恶性淋巴结的依据之一。

但在实际应用中会发现，以 L/S 的阈值 2.0 作为鉴别标准，无论是敏感度还是特异度都不理想。一组研究数据显示良性淋巴结和恶性淋巴结 L/S 比值分别为 2.6±0.8 和 1.8±0.6，以 L/S＜2.0 作为恶性淋巴结的诊断标准，敏感度和特异度分别为 67% 和 71%（Yang 等，2000）（研究对象为中国香港的居民），虽然良恶性两组的 L/S 均值有统计学差异，但均值的标准差较大，换句话说，良性也有不少是圆形的，恶性也有不少是椭圆形的。

另外一项研究（资料来自印度）则把淋巴结分为转移淋巴结、淋巴瘤、淋巴结核和反应性淋巴结四组，L/S 结果为转移淋巴结:1.2±0.3，淋巴瘤:1.5±0.4；淋巴结核:1.8±0.6；反应性增生淋巴结: 2.2±0.9。以 L/S=2.0 作为阈值，发现淋巴瘤和转移淋巴结绝大多数为圆形，而反应性淋巴结则以椭圆形为主，结核则两者均常见（Khanna 等，2011）。

Khanna 的研究显示淋巴瘤病例 L/S＞2.0 很罕见，转移淋巴结更是。若如此，则颈部探及的椭圆形淋巴结基本可排除恶性可能，这当然是非常令人鼓舞的结果。但是，这和笔者的工作经验大相径庭。虽然没做过严格的统计学比较，可实际上符合 L/S > 2.0 的淋巴瘤病例可以说司空见惯。因此，以椭圆形即 L/S > 2.0 来除外恶性淋巴结是很不可靠的，还是 Yang 等的结论更可靠。

这么说起来好像形态学这个征象没有鉴别的价值了，实际上 L/S 值还是很有用的，只不过，任何一个征象或指标都很难在具有极高的敏感度的同时，也具有极高的特异度。事实上，转移淋巴结 L/S > 2.0 的还是比较少见的。因此，对于每天遇到的大量的肿瘤患者（非淋巴瘤），术后或治疗中常规复查超声时，看到椭圆形的淋巴结，转移的可能性很低，这可明显降低超声报告的假阳性，减少不必要的过度干预。问题出在淋巴瘤，之前提到过，淋巴瘤无论是形态、结构（淋巴门有无）、回声特点、血流分型都呈多样化，即使在同一个患者身上也是如此。因此，强调综合分析。

病例 1　患者男性，30 岁，（锁骨上）淋巴瘤，第一次超声检查见 3.3 cm × 1.5 cm 椭圆形病灶（L/S > 2）（图 3-6-1）；2 周后超声检查见椭圆形病灶（L/S > 2）（图 3-6-2）和圆形病灶（L/S < 2）（图 3-6-3）均有。

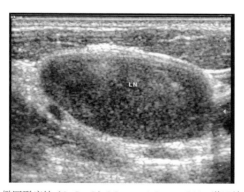

椭圆形病灶（L/S > 2）3.3 cm × 1.5 cm；LN：淋巴结

**图3-6-1** 锁骨上淋巴瘤声像图

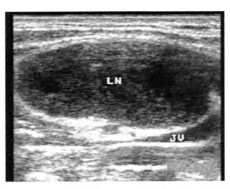

椭圆形病灶（L/S＞2），选择活检；LN：淋巴结，JV：邻近颈部静脉受压

**图3-6-2** 锁骨上淋巴瘤声像图（2周后）

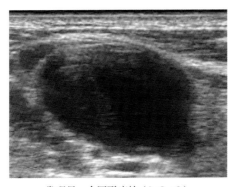

发现另一个圆形病灶（L/S＜2）

**图3-6-3** 锁骨上淋巴瘤声像图（2周后）

尽管也有很多的淋巴瘤病例L/S可达2，但如果继续抬高该阈值至＞3，则这些L/S＞3的淋巴结中，淋巴瘤就非常罕见了，若L/S＞4，则排除恶性的特异度就是100%。因此，在圆形和椭圆形基础上，建议再增加一类形态学分类，就是将L/S＞3的淋巴结称为细长形。此类淋巴结可基本排除恶性，这样可大大减少过度干预，虽然这样敏感度也随之下降。在良性淋巴结中，L/S＞3的情况仍是比比皆是，尤其在腹股沟区，这对于排除恶性非常有帮助，不管这个淋巴结最大径值有多大。

病例 2　患者有前列腺癌病史，近期有髋关节外伤，超声检查见直径＞ 4 cm 的淋巴结，临床和患者均有 "转移" 疑虑。但这是典型的反应性淋巴结，由外伤的机械性刺激所致（图 3-6-4），继续在髋关节周围探查，发现软组织淋巴水肿（外伤）（图 3-6-5）。

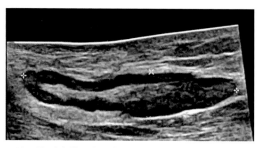

腹股沟肿大淋巴结，大小4.7 cm×1.0 cm，L/S＞4

**图3-6-4　腹股沟淋巴结全景声像图**

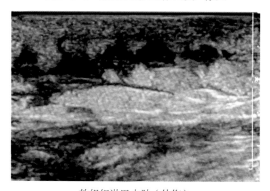

软组织淋巴水肿（外伤）

**图3-6-5　反应性淋巴结声像图**

# 第七节　淋巴瘤：淋巴结的形态学（续）

　　临床上常碰到发热原因待查的患者，查体常触及多发的肿大淋巴结，有时触诊最大直径达 5 cm 以上，临床医生为排除血液系统疾病希望从此处获得诊断线索。

　　**病例 1**　患者女性，22 岁，发热待查。超声检查示颈部及腹股沟肿大淋巴结，细长形（L/S＞3）（图 3-7-1），病理结果示反应性增生。

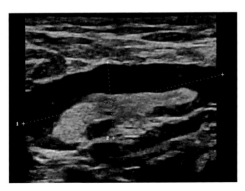

**图3-7-1**　肿大淋巴结声像图

　　该淋巴结看起来很"夸张"，形态学显示为细长形（L/S＞3），但病理结果为反应性增生，对寻找病因并无帮助，淋巴结的肿大只是继发的症状。

　　本例及本章第六节病例 2 的外伤性反应性淋巴结除了细长形征象外，淋巴结内也有清晰的强回声门结构，这也是支持良性诊断的征象（但部分早期的淋巴瘤病例可残存门结构）。当一个淋巴结没有门结构时，诊断会更有疑虑，这时细长形的征象就更显得有价值。

◆颈部淋巴结，淋巴门呈细线状接近消失，恶性待除外，但考虑到细长形（1.6 cm×0.5 cm，L/S＞3），若甲状腺术后发现此类淋巴结，应认为是安全的（图3-7-2）。

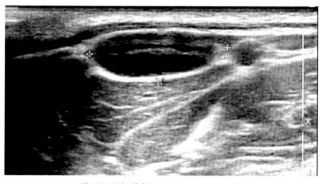

淋巴门呈细线状（1.6 cm×0.5 cm）

**图3-7-2　颈部淋巴结声像图**

◆腹股沟淋巴结 4.0cm×0.6 cm，淋巴门结构未显示，L/S＞5，此类均可除外恶性，不必做穿刺（图 3-7-3）。

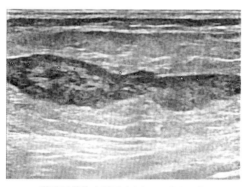

淋巴门结构未显示（4.0cm×0.6cm）

**图3-7-3　腹股沟淋巴结声像图**

◆健康人颈部Ⅳ区探及的正常淋巴结，细长形，未见淋巴门结构（图3-7-4）。

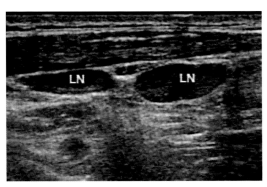

细长形淋巴结，未见淋巴门结构；LN：淋巴结

**图3-7-4　正常颈部淋巴结声像图**

日常工作中有必要了解，正常淋巴结和良性淋巴结的形态，在不同的部位有一定区别，通常腹股沟和颈部Ⅳ区及Ⅴ区的正常淋巴结和反应性淋巴结以椭圆形和细长形为主，因此，出现在这些部位的类圆形淋巴结肿大要警惕。但在颈部Ⅰ区，以及腮腺和颌下腺内的正常淋巴结多为圆形（Ying等，1996），腋下的淋巴结类圆形也常见，此外，肘关节内上方的滑车上淋巴结也常为圆形，因此，这些部位的圆形淋巴结应结合其他征象分析，可先动态观察，不宜盲目活检。

**病例2** 滑车上反应性淋巴结，呈圆形，局部外伤机械性刺激所致，此类淋巴结临床常因触及皮下"肿物"就诊，应避免误切（图3-7-5）。

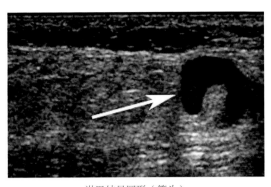

淋巴结呈圆形（箭头）

**图3-7-5** 滑车上反应性淋巴结声像图

**病例3** 腋下良性淋巴结，圆形（图 3-7-6）（Esen，2006）。

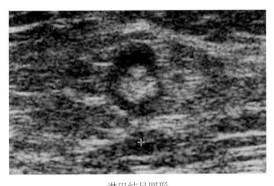

淋巴结呈圆形

**图3-7-6** 腋下良性淋巴结声像图

有些特殊的良性淋巴结病，如菊池病（又称组织细胞坏死性淋巴结炎或菊池 – 藤本病），以及部分感染性淋巴结病，如结核、传染性单核细胞增多症等，圆形淋巴结亦常见。我们自己的研究结果显示，在由 EB 病毒引起的传染性单核细胞增多症中，有 70% 的病例呈圆形，30% 呈椭圆形（Fu 等，2014），传染性单核细胞增多症病例多数为自限性，确诊需要综合判断（血常规、EB 病毒抗体、临床表现及动态转归、影像检查等），穿刺对诊断帮助不大（且患者多数为儿童，不易穿刺）。

病例 4 经临床确诊的传染性单核细胞增多症（L/S＜2）（图 3-7-7）。

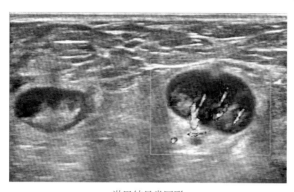

淋巴结呈类圆形

**图3-7-7** 传染性单核细胞增多症彩色多普勒声像图

病例 5 患者男性，24 岁。病理：菊池病淋巴结（组织坏死性淋巴结炎）（图 3-7-8）。

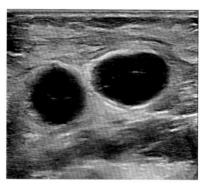

**图3-7-8** 菊池病淋巴结声像图

病例 6 肺癌转移淋巴结（锁骨上），这是典型的颈部转移淋巴结征象：多发，圆形，均匀低回声，边界锐利，晚期可呈部分融合（图 3-7-9）。

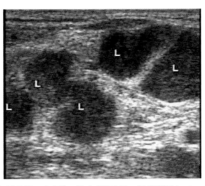

淋巴结呈多发，圆形，均匀低回声，边界锐利；L：淋巴结

**图3-7-9**　肺癌转移锁骨上淋巴结声像图

病例2中菊池病形态学表现与病例3的恶性鉴别困难，需靠淋巴结内血流走行鉴别。

最后要强调一点：由L/S所决定的淋巴结的形态学分类，必须是在显示淋巴结最长轴的切面上进行测量，否则就会产生假象。如图3-7-10A和图3-7-10B实际上是同一个淋巴结，图3-7-10B是最长轴的切面，为细长形，图3-7-10A则不是在最长轴的切面上，类圆形是假象。

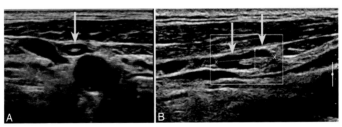

A.二维声像图。假象：健康人在颈动脉和颈内静脉之间探及的类圆形淋巴结（箭头）；B.彩色多普勒声像图。真相：旋转探头找到最长轴的切面，实际上它是细长形的（箭头）

**图3-7-10**　淋巴结声像图

【趣图欣赏】

病例 7 这是一例由外伤引起的滑车上淋巴结反应性增生，超声检查可见夸张的血流（图 3-7-11）。

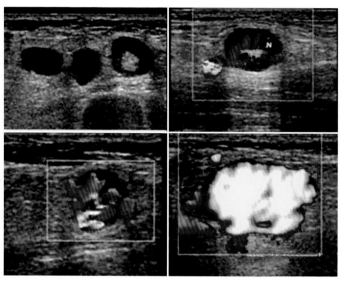

**图3-7-11** 滑车上淋巴结反应性增生（外伤）彩色多普勒声像图

# 第八节 淋巴瘤：灰阶的"门"和血流的"门"：此门非彼门

在淋巴结的诸多超声征象中，结构是进行诊断和鉴别的重要一环。

◆短径＞5 mm 的正常淋巴结，以及多数的反应性增大的淋巴结，一般呈典型的灰阶表现：中心部为类似于肾窦的强回声，周围为一薄层均匀的低回声。一般习惯于把中心部的强回声称为"hyperechoic hilum"，即强回声淋巴门，它主要包含副皮质区的淋巴窦、髓质的髓窦和髓索、出入淋巴结的血管，以及脂肪成分，上述细小结构产生大量反射界面而呈强回声，浅层皮质内的细胞和滤泡则呈现比较均匀的低回声（图 3-8-1，图 3-8-2）。

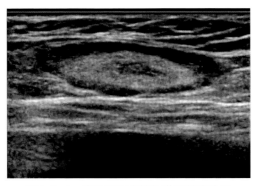

图3-8-1 腹股沟正常结构淋巴结声像图

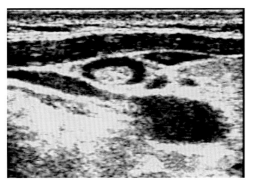

图3-8-2 腮腺边缘正常结构淋巴结声像图

组织学或解剖学上的淋巴门主要指血管出入和淋巴液流出的位置。和灰阶超声上的"echoic hilum"（门结构回声）并不完全对等。有时候超声可显示低回声的缺损处，可认为是该"门"（图 3-8-3）。由于声束角度的原因，在实际工作中并不一定都能显示这个"门"的位置。

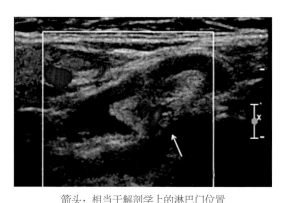

箭头：相当于解剖学上的淋巴门位置

**图3-8-3** 正常结构淋巴结彩色多普勒声像图

◆恶性淋巴结，不论是转移淋巴结还是淋巴瘤，肿瘤组织可以破坏和取代正常结构，使得门结构回声消失，受累淋巴结可整体呈现均匀的低回声（转移淋巴结），或不均匀网状低回声及极低回声（以淋巴瘤最常见）。而反应性淋巴结，由于通常只是淋巴结肿大而结构没有破坏，则可保留正常的结构。基于这样一种理念，强回声门结构的存在与否，曾是超声医生判断良、恶性淋巴结的重要依据，有关此类的研究发表过大量文献。整体来说，这个结论是有参考价值的，但实际上由于淋巴结病变的种类非常多，加上人体内的淋巴结又很多（450～500个），即使是同一种疾病，受累的次序有先后之分，受累程度有大小之分，以及病程的长短也有区别，因而假阳性和假阴性都存在，不应过于依赖这一征象。也就说，门结构的存在，不见得就是良性，门结构的消失，也不见得就是恶性。不应将门结构存在和"淋巴结结构正常"画上等号，后者应该设定更加严苛的条件：门结构的厚度大于短径测值的50%，且低回声的皮质厚度均匀时，才可描述为"正常结构"，基本可排除恶性。图3-8-1～图3-8-3均属此类。若我们将符合这一条件的淋巴结挑选出来，则可有助于减少过度干预。

除此以外，在恶性淋巴结中，部分病灶仍可不同程度地残存门结构，主要有下列几种情况。

◆在淋巴瘤病灶中，那些发现早、病程短的病例，或生长缓慢、低级别的病例，可残存强回声的门结构（图3-8-4）。

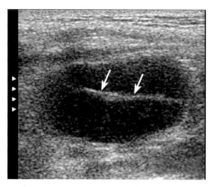

强回声门结构"尚存"（箭头），呈纤细的条状

**图3-8-4** 霍奇金淋巴瘤声像图

该病例来自于2000年4月，鉴于当时的仪器分辨率有限，病灶整体上呈极低回声而未显示网状结构（见本章第一节）。残存的强回声淋巴门虽非常纤细，但仍清晰可见。此类不应贸然描述为结构正常而延误诊断。可以想象，若长期不去干预，残存的门结构终会被肿瘤细胞取代而完全消失。

◆位于颈部的转移淋巴结（多数来源于胸腹部肿瘤），门结构残存的很罕见。换句话说，若是肺癌、食管癌、胃癌等病例，在颈部发现的"肿大"淋巴结，如果有门结构存在，转移的可能性很小。但乳腺癌患者的腋下转移淋巴结，门结构残存的并不罕见。但后者与正常结构的淋巴结相比仍有明显不同，最典型的一种表现是低回声的"皮质"局部偏心性增厚（eccentrical or asymmetrical thickened cortex：一侧皮质厚度是另一侧的2倍以上），如图3-8-5所示，这里局部增厚的"皮质"实际上已经是肿瘤组织，显然，穿刺活检时，进针取材应该是在"皮质"增厚处（Esen，2006）。

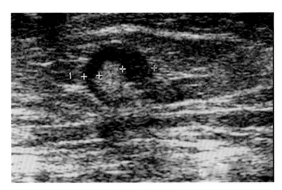

光标：淋巴结

**图3-8-5** 乳腺转移淋巴结（腋下）声像图

图 3-8-5 可见，该淋巴结中强回声的门结构的范围并未减少，也就是说深层皮质（副皮质区）和髓质好像并未被肿瘤组织破坏，或破坏很少，但肿瘤已经"进入"浅层皮质。为什么会出现这种现象？这要从转移淋巴结和淋巴瘤不同的生长方式说起（图 3-8-6）（Giovagnorio 等，2002）。

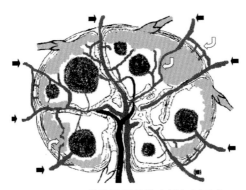

**图3-8-6** 转移淋巴结的生长解剖示意

图 3-8-6 阐释的是转移淋巴结的生长方式，类圆形深黑色代表淋巴结内正常滤泡，包膜下灰色区代表肿瘤组织。病理学研究证实，肿瘤细胞先从外部，通过输入淋巴管（afferent lymphatic vessels）入侵，首先占领边缘窦区（marginal sinus），

同时，肿瘤细胞产生血管生成因子（angiogenic factors），后者刺激产生新生滋养血管（黑箭头），随后，无论是肿瘤组织还是新生血管，均通过由外向内，即向心性方式（centripetal fashion）扩大范围，最后整体破坏原有的结构。

　　根据这一发现，可推测，在颈部的转移淋巴结中，超声检查时更多发现的是结构已经被完全破坏的淋巴结，而乳腺癌转移至腋下的淋巴结中，有一部分由于刚被累及，常可看到淋巴门结构，或局部侵犯导致一侧浅层"皮质"区明显增厚，这里的"皮质"已经是入侵的肿瘤细胞（图 3-8-5）。这也不难理解，在向心性的进展过程中，由于肿瘤组织的无序生长，会出现强回声淋巴门局部凹陷缺损的征象（图 3-8-7）（Esen，2006）。这也是诸多文献中常报道的，来源于乳腺癌的腋下转移淋巴结的征象。

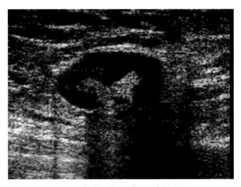

强回声淋巴门局部凹陷缺损

**图3-8-7　腋下转移淋巴结声像图**

　　与此相反，淋巴瘤的生长常是"由内而外"。从中央区离心性蔓延，直至破坏整个淋巴结（图 3-8-8）（Giovagnorio 等，2002）。

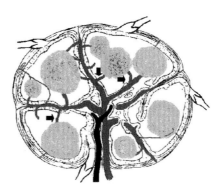

**图3-8-8**　淋巴瘤生长方式解剖示意

　　图 3-8-8 中灰色区是首先生成的肿瘤组织，相当于原先淋巴滤泡的位置。箭头代表新生的肿瘤血管呈离心性分布。原有的血管早期可保留，后期消失。因此，淋巴瘤很少见到局部"皮质"增厚。最常见的两种征象，一是中央区残存部分淋巴门，二是整个淋巴结呈极低回声或网状回声。而淋巴门的边缘，常呈不规整的锯齿状或虫噬样改变。

　　比如一个苹果，有些是由外而内烂掉，有的从内部开始，切开后才发现心里烂了。前者相当于转移淋巴结，后者相当于淋巴瘤。当然，最后殊途同归，发展到后期，恶性淋巴结的共同表现是整个淋巴结结构完全消失（图 3-8-9）。

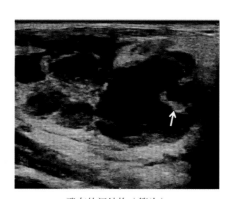

残存的门结构（箭头）

**图3-8-9**　淋巴瘤淋巴结声像图

　　良性淋巴结中，由机械性刺激引起的反应性肿大，一般具有强回声的淋巴门，且形态规则，厚度大于短径的 50%，诊断的把握比较大（图 3-8-10）。此类淋巴结常见于外伤、静脉插管、血栓压迫、创口积液刺激等。

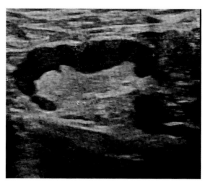

光标：淋巴结

**图3-8-10** 典型的腹股沟区淋巴结反应性增生声像图

　　但感染性淋巴结炎，灰阶征象就比较复杂。一部分可呈类似图 3-8-10 表现，也有些则表现为淋巴门结构比例减少、淋巴门回声减低，甚至完全消失。浅层皮质区迅速水肿时，可使强回声淋巴门的厚度比例减小。

　　要说明的是，某些病毒感染（如 EB 病毒所致传染性单核细胞增多症）可使淋巴结内副皮质区淋巴窦（lymphatic sinus）不同程度的扩张，致使在灰阶超声图像上，门结构内反射界面减少，呈现淋巴门内的回声减低区（图 3-8-11）（Fu 等，2014）。

　　淋巴结核由于常发生液化性坏死，淋巴门回声减低甚至消失的就更常见了。

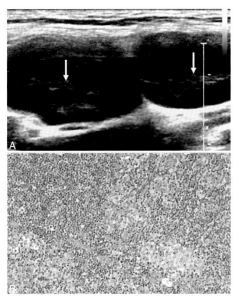

A.二维声像图；B.病理组织图。淋巴门内回声减低区（箭头），病理：淋巴窦扩张（HE，×40）

**图3-8-11** 传染性单核细胞增多症声像图及病理组织图

　　由汉赛巴通体引起的猫抓病，可由于化脓性病变导致淋巴门结构消失，该类淋巴结抽出脓液培养可以确诊（图3-8-12）。

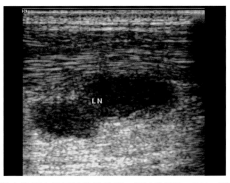

胸锁乳突肌后方淋巴结化脓性炎，门结构消失；LN：淋巴结

**图3-8-12** 猫抓病声像图

另外，菊池病和血管淋巴样增生伴嗜酸细胞增多（即木村病，Kimura disease，以下称木村病）导致的肉芽肿性淋巴结炎也可使淋巴门结构消失。上述少见病要结合病史及相关实验室检查，如病毒抗体、嗜酸性细胞等做出合理的推断。

考虑到淋巴门回声的病理基础，及上述各种影响因素，不能简单地以有 / 无淋巴门回声判断良性 / 恶性。整体来说，淋巴瘤病例残存部分淋巴门的病情常见；转移淋巴结除腋下来自乳腺癌以外，颈部转移淋巴结很罕见残余淋巴门的病灶。而多数淋巴结良性反应性增生都有正常结构的淋巴门。对于诸如传染性单核细胞增多症、菊池病、猫抓病等特殊病例，诊断确实有挑战性，这时，门血流的寻找，对鉴别诊断就起到很重要的作用。因为，在很多良性淋巴结炎中，灰阶超声图像中淋巴门的消失，并不意味着淋巴结原有的门血流的消失，后者的提示意义，要大于前者。

# 第九节　淋巴瘤：门型血流：淋巴结家族的"良民证"

上节谈到，灰阶超声图像上强回声的淋巴门，若其厚度大于短径 50%，且低回声的浅层皮质厚度均匀，可基本认定是"结构正常"而诊断为良性淋巴结，但这只涵盖了一部分良性淋巴结。实际工作中遇到的病例要比这复杂得多，有相当多的良性淋巴结，存在诸多因素可造成其内淋巴门比例减少、回声减低甚至消失。而一部分恶性淋巴结，也可残存淋巴门回声。这使得该征象的鉴别价值大大降低。

下面两例随访的病例，患者均表现为发热。猜猜其可能的诊断。

**病例 1** 患者表现为发热（图 3-9-1）。

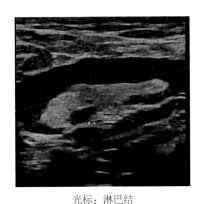

光标：淋巴结

**图3-9-1** 腹股沟肿大淋巴结声像图

**病例 2** 患者表现为发热（图 3-9-2）。

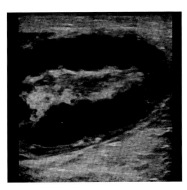

**图3-9-2** 颈部肿大淋巴结声像图

按以往很多文献中宽泛的标准，上述两例均可描述为"结构正常"，因而归类为"良性"。但按上述更严苛的定义，病例 1 没有问题，病例 2 则"存疑"。病理结果示，病例 1 为反应性增生，病例 2 为低级别淋巴瘤。图 3-9-2 中，淋巴门边缘呈锯齿样不规则，且比例减小，既有可能是炎症造成的淋巴门结构部分消失（如传染性单核细胞增多症、坏死性淋巴结炎等），也有可能是早期淋巴瘤的破坏所致。如何既能筛查出恶性的淋巴结尽快进行活检，又尽可能地减少对良性的淋巴结的误判从而避免过度活检，是淋巴结超声检查的一个严峻挑战。

如果说，病例 2 的淋巴瘤因为"结构清晰"容易漏诊，而下例中的良性病灶又因为淋巴门结构消失，容易误判为恶性。

**病例 3**　患者局部皮肤色素沉着，触及"结节"，痛感，疑为"黑色素瘤待除外"（图 3-9-3）。

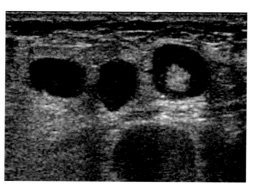

**图3-9-3**　肘关节滑车上淋巴结炎声像图

此时，淋巴结内的动脉血流走行，可为我们识别那些在灰阶征象上模棱两可的病例，提供非常有价值的诊断思路。

正常淋巴结和反应性增生淋巴结都有一条微动脉供血，进入淋巴结后从中央部发出离心性分支，其走行很像世界流量最大的河流——亚马孙河的支流。由于恶性淋巴结通常会破坏原有的动脉，同时生成肿瘤新生血管，因此，超声若未发现"来路不正"的供血，仅探及这条淋巴结原有的动脉，后者就成了淋巴结家族的"良民证"。此类征象，被称为中央门型血流，是诊断良性淋巴结的可靠依据。

最"正宗"的门型血流，就是一条主干沿着强回声的淋巴门走行，可以仅显示主干，也可以同时显示离心性分支，后者出现与否，决定于分支的管径、流速、仪器对显示微细血管的敏感度，以及探查的技巧及声束角度等（图 3-9-4）。

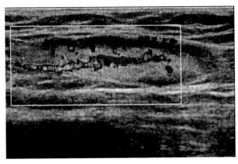

浅表淋巴结的门型血流，一条微动脉主干沿着强回声淋巴门走行

**图3-9-4** 浅表淋巴结门型血流彩色多普勒声像图

在某些情况下，灰阶超声可以发现有些淋巴门非常纤细，既可以是某些淋巴瘤的征象，也可以出现在淋巴结炎中，这时候若探及沿淋巴门走行的门型血流，则可认定是良性。

图 3-9-5A 虽倾向良性，但还不是非常有把握，再细心探查血流分布，发现沿淋巴门的门型动脉（图 3-9-5B），犹如冈比亚境内沿国土长轴走行的冈比亚河，这时诊断为良性，就十分放心了。

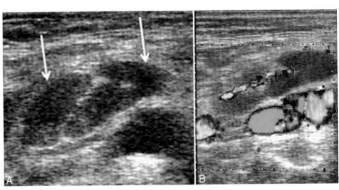

A.二维超声示淋巴门纤细（箭头），诊断存疑；B.彩色多普勒超声示门型血流贯穿淋巴门

**图3-9-5** 颈部淋巴结淋巴门声像图

早期超声仪探查低速血流的敏感度较低，常只能显示微动脉主干（图 3-9-6）（1998 年的超声仪）。随着仪器性能改进，加上熟练的扫查技巧，其树枝样的分支则可清晰显示（图 3-9-7）。

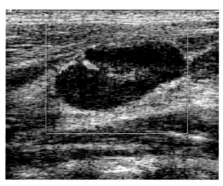

**图3-9-6** 反应性增生淋巴结的门型血流彩色多普勒声像图

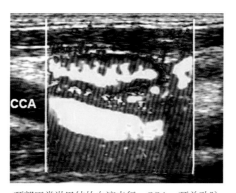

颈部正常淋巴结的血流走行；CCA：颈总动脉

**图3-9-7** 反应性增生淋巴结彩色多普勒声像图

◆有些淋巴结炎的门血管会明显扩张，且呈现"枝繁叶茂"之景象。

病例 4　患儿男，8 岁，传染性单核细胞增多症（图 3-9-8）。

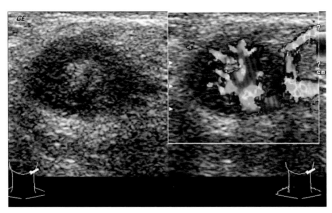

**图3-9-8**　传染性单核细胞增多症的门型血流彩色多普勒声像图

◆少数情况下，则只见树枝样分支，而不见"树干"，是由于声束与主干垂直呈 90° 时，主干的频移为零而不显示。

病例 5　菊池病（图 3-9-9）。

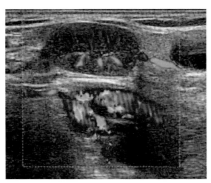

由于声束与主干垂直，只见离心分布的分支而未显示主干，注意灰阶声像图上的淋巴门结构非常纤细接近消失

**图3-9-9**　菊池病淋巴结的门型血流彩色多普勒声像图

至此，认识门型血流后，对下列仅凭灰阶征象难以定性的淋巴结，则可通过血流分布迎刃而解。

病例6 猫抓病，灰阶超声示淋巴门结构消失，不能排除恶性。但血流呈门型分布（图3-9-10）。

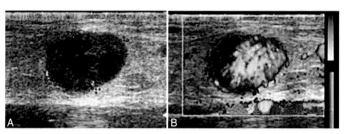

A.二维声像图；B.彩色多普勒声像图。淋巴门结构消失，血流呈门型分布

**图3-9-10 猫抓病声像图**

病例7 滑车上淋巴结。肘上触及多发结节。灰阶超声示部分淋巴门消失，这种声像图可出现在肢体黑色素瘤的转移淋巴结病例中，因此要警惕（图3-9-11）。

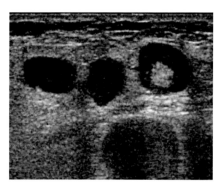

滑车上多发淋巴结，部分病灶淋巴门消失，良恶性难以判定

**图3-9-11 滑车上淋巴结声像图**

在某些良性淋巴结中，灰阶声像图中的淋巴门消失，并不意味着门型血流消失，图3-9-12示图3-9-11中门结构消失的淋巴结呈门型血流。

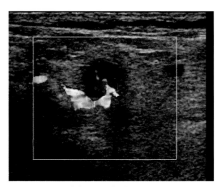

图3-9-11中间的那个淋巴结呈门型血流

**图3-9-12** 滑车上淋巴结彩色多普勒声像图

再看另一个有门结构的淋巴结，也有门型血流（图3-9-13）。

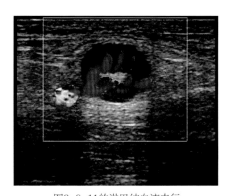

图3-9-11的淋巴结血流走行

**图3-9-13** 滑车上淋巴结彩色多普勒声像图

因此，上述淋巴结成员均有"良民证"，可以排除恶性的可能。

病例8 患儿女，8岁，发热，颈部淋巴结广泛肿大，住院确诊为传染性单核细胞增多症（图3-9-14）。

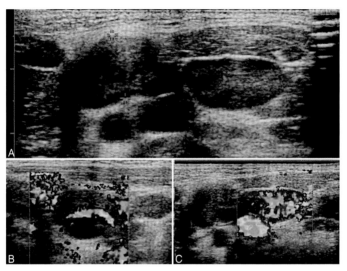

A.二维超声示边界模糊，融合，门结构消失的淋巴结，诊断困难；B、C.彩色多普勒超声示上述淋巴结均为门型血流，符合良性诊断

**图3-9-14** 传染性单核细胞增多症声像图

注意：门型血流也有陷阱，恶性淋巴瘤的病例，可出现易混淆的"冒牌的"门型血流。

【附】

◆灰阶的"门"和血流的"门"并不对等这一发现，最早见于 Ahuja 的研究（Ahuja 等，2001）。

◆ "良民"一词，见《韩非子·难二》："夫惜草茅者耗禾穗，惠盗贼者伤良民。"大意是，对茅草怜惜，庄稼就耗损，对盗贼恩惠，良民就受伤害。这可能是"良民"一词较早的出处（日军侵华时期，制"良民证"以对中国老百姓身份管理，但并非首创）。

# 第十节　淋巴瘤：淋巴瘤的血流分布特征

本节继续介绍淋巴结的血流走行对鉴别诊断的价值。通过浏览文献，发现血流分型有很多种分类法，由于不同时期的仪器对探查血流的敏感度不同，不同研究中涵盖的病种及样本数量也有区别，当然，扫查技巧及程度对显示血流走行也有影响，更重要的，还是各个研究者对各型概念的界定也各异，因此，其对鉴别诊断的敏感度和特异度就差异很大。

若把上节介绍的门型血流作为Ⅰ型，在一个比较苛刻的定义下，若符合该条件，可除外恶性淋巴结。假设，淋巴瘤病例就诊足够早，淋巴结原有的微动脉还未破坏，新生血管还未形成时，可能出现门型血流而与良性淋巴结混淆，但这是理论上的可能性，实际概率极低。多数情况下出现的假阳性是由于对门型血流解读的差异造成的。

比如看这样一例淋巴瘤的血流分布声像图（图3-10-1）（Ahuja等，2008）。

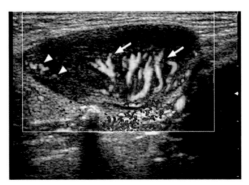

短箭头：周围型血管，长箭头：门型血流

**图3-10-1　淋巴瘤彩色多普勒声像图**

在原文中，作者把长箭头所指的树枝样分布的血流界定为门型（红色），而把短箭头所指的血管称为周围型。这是一种比较宽泛的定义，因为很难说图中数条红色血管一定是由同一条主干（微动脉）发出的，若非如此，则有了新生的滋养动脉，因而就不是本文界定的门型血流。因为之前我们提到淋巴瘤的生长一般遵循由内而外的规律，如图 3-10-2 所示，灰色区代表肿瘤组织，细箭头为新生血管，粗箭头为残存的微动脉。当一个早期淋巴瘤病灶接受超声检查时，有可能出现双重的（或是多重的）树枝样分布的动脉，按此理论，图 3-10-1 中长箭头所指的数条粗大血管不见得就是来源于同一条主干，这样界定门型血流就会出现假阳性（Giovagnorio 等，2002 及 Moller 和 lennert，1984）。

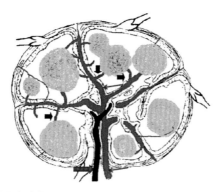

肿瘤组织由内向外蔓延；粗箭头：残存的微动脉，细箭头：新生血管

**图3-10-2 淋巴瘤生长示意**

下面为笔者随访的一例淋巴瘤（图 3-10-3）。

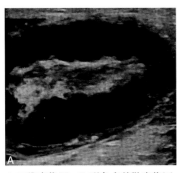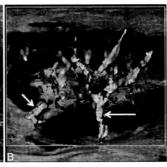

A.二维声像图；B.彩色多普勒声像图。短箭头：沿淋巴门走行进入淋巴结的微动脉，长箭头：粗大动脉，呈放射样分布

**图3-10-3** 早期淋巴瘤声像图

在图 3-10-3 中，如果描述成：淋巴门结构清晰，CDFI 可探及门型血流，这应是典型的反应性增生的表现。灰阶声像图中的"结构正常"的界定在本章第九节已经介绍过，淋巴门因为边缘呈锯齿状（或称为虫噬样）而"存疑"，看右图的血流分布呈树枝样，以往很多文献就把这类放射状的分布界定为门型血流，于是就得到结论说门型血流可见于部分淋巴瘤病例，但仔细看，短箭头所指是沿淋巴门走行进入淋巴结的微动脉，而右侧长箭头所指的粗大动脉（频谱超声可验证），也呈放射样分布，但显然后者并非微动脉来源，应该是新生的滋养动脉，而应高度怀疑为淋巴瘤。该推测得到了病理证实。

本例我们受到的启示是，尽管有些良性淋巴结由于炎症的刺激来势汹汹，微动脉明显扩张，呈现夸张的丰富血供，犹如一棵枝繁叶茂的大树，但强调是一棵，而不是两棵更不是多棵，前者才是货真价实的门型血流，后者则要高度警惕为恶性（有时候少见的肉芽肿淋巴结，如木村病也可出现类似的新生血管）。由于未经化疗的淋巴瘤多为富血供的，因此，对于血流丰富的病灶，仔细观察血流的来源是一个还是多个非常重要。

记得数年前看电影《山楂树之恋》时，通过反复呈现一棵"唯一"的山楂树的场景，给观众造成一种强烈的意象冲击，以象征男女主人公恋情的纯洁和神圣感（图3-10-4）。通常一个淋巴结内出现的"门型血流"，就应该是这样的。若出现（图3-10-5）这样的，则要引起警惕而尽快活检。

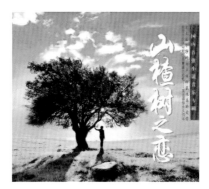

**图3-10-4** 电影山楂树之恋的宣传海报

资料来源：https://ss1.bdstatic.com/70cFvXSh_Q1YnxGkpoWK1HF6hhy/it/u=2777654517，846984748&fm=26&gp=0.jpg

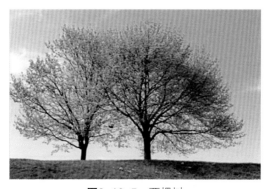

**图3-10-5** 两棵树

资料来源：https://ss0.bdstatic.com/70cFuHSh_Q1YnxGkpoWK1HF6hhy/it/u=3462495889，3227934379&fm=26&gp=0.jpg

有些超声医生为了使细小血管显示更敏感，喜欢用彩色多普勒超声，但需注意，与微动脉伴行的静脉也可同时显示，勿造成误判，当然，用频谱多普勒超声则能即刻区分（图 3-10-6 ~ 图 3-10-8）。

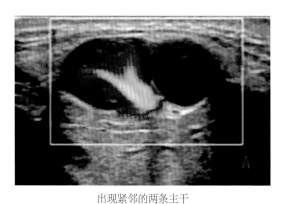

出现紧邻的两条主干

**图3-10-6　炎性淋巴结能量多普勒声像图**

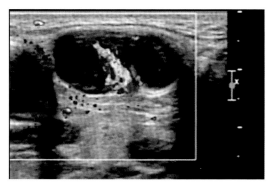

图3-10-6的两条主干,其中一条为伴行静脉

**图3-10-7　炎性淋巴结彩色多普勒声像图**

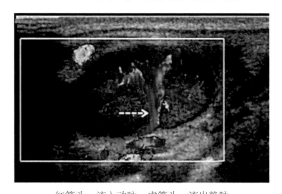

红箭头:流入动脉,虚箭头:流出静脉

**图3-10-8　传染性单核细胞增多症彩色多普勒声像图**

第二种"冒牌的"门型血流，则是看似有一条主动脉供血，但进入淋巴结后，有异常走行。

图 3-10-9 中，肿瘤组织"借用"微动脉供血，则形成粗大的新生血管沿被膜下走行，正常淋巴结微动脉均是由近及远逐渐变细，肿瘤血管（粗箭头）由于管壁没有肌层，则不遵循这一定律，呈粗细不均。

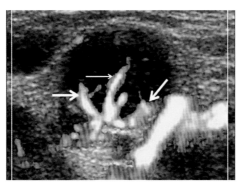

细箭头：进入淋巴结的微动脉，粗箭头：异常走行的新生血管

**图3-10-9 淋巴瘤彩色多普勒声像图**

随着时间的推移和肿瘤的进展，淋巴瘤中的原有动脉则会消失，"冒牌的"门型血管则会更加猖獗，终至出现无序的、紊乱的、更加丰富的血流类型，这里把"冒牌的"血流界定为Ⅱ型（aberrant hilar vascularity），把紊乱无序的血流界定为Ⅲ型。

用一个偷懒的办法来帮助我们理解血流分型，就是用一国领土内之水系象征淋巴结血流走行和分布。例如：虽然巴西的水资源拥有量世界第一，但看该国地图，只有一条水系即亚马孙河水系，这是典型的炎性淋巴结的血流类型（Ⅰ型），我国拥有黄河、长江，另有珠江、雅鲁藏布江等多重水系，但仍不及巴西水资源丰富，可界定为Ⅱ型（只为描述方便，绝无不敬之意）（图 3-10-10，图 3-10-11）。

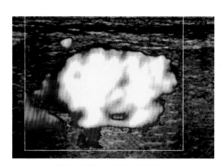

滑车上淋巴结炎（Ⅰ型）

**图3-10-10** 淋巴结血流类型（Ⅰ型）彩色多普勒声像图

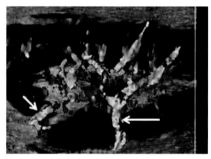

早期淋巴瘤血流分布（箭头）（Ⅱ型）

**图3-10-11** 淋巴结血流类型（Ⅱ型）彩色多普勒声像图

如北欧国家芬兰，被称为"千湖之国"，在30万平方千米的国土上，共计有湖泊18万之多，这种分布，是典型的淋巴瘤的恶性血流特征（无不敬之意）可界定为Ⅲ型（图3-10-12）。

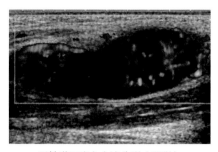

恶性淋巴瘤之血流分型（Ⅲ型）

**图3-10-12** 淋巴结血流类型（Ⅲ型）彩色多普勒声像图

至于那些小小的正常淋巴结，则常在背景中呈一条孤独的纤细小动脉，看上去有些形单影只，犹如茫茫江面上孤舟蓑笠翁，又如庄子所推崇洁身自好之鹓雏（图3-10-13）。

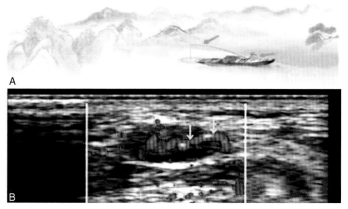

A.示意图，千山鸟飞绝，万径人踪灭，孤舟蓑笠翁，独钓寒江雪（柳宗元《江雪》）；B.彩色多普勒声像图，正常淋巴结（箭头）

**图3-10-13 正常淋巴结示意及彩色多普勒声像图**

资料来源：https://timgsa.baidu.com/timg?image&quality=80&size=b9999_10000&sec=1596993553837&di=4197e592748608d0a71fe3b21d43861b&imgtype=0&src=http%3A%2F%2Fimg1.voc.com.cn%2FUpLoadFile%2F2016%2F12%2F30%2F201612301132485799.jpg

# 第十一节 淋巴瘤：转移淋巴结与淋巴瘤血流分型的异同

临床病理学研究认为，转移淋巴结典型的生长方式与淋巴瘤相反，是"由外而内"，即肿瘤组织通过输入淋巴管（afferent lymphatic vessels）侵入淋巴结，先占领边缘窦区，同时肿瘤细胞生成血管生成因子（angiogenic factors），进而形成周围型新生血管（peripheral neovascularity），这就是本节要介绍的血流分型第Ⅳ型：周围型（peripheral pattern）。

有关转移淋巴结血管生长方式除前述的文献外，另可参考 Pich 等 1988 年发表于 *Tumori* 的一项研究。

先复习一下转移淋巴结的生长示意图，这次将关注点转移到它的血管走行上（图 3-11-1）。

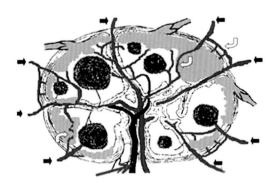

黑色箭头代表肿瘤血管，为周围型，白色弯箭头代表呈向心性蔓延的分支，淋巴结固有的微动脉（红箭头）尚存

**图3-11-1　转移淋巴结生长示意**

在这张示意图上，淋巴结固有的微动脉尚存。但实际上多数转移淋巴结病例在接受超声检查时，原有的动脉已经破坏，因此我们看到的最有代表性的转移淋巴结血流类型，就是包膜下的绕行血管并伴有向心性分支。暂界定为血流分型Ⅳ型，这和上节介绍的Ⅰ型和Ⅱ型是相反的，后者是离心性分支。

**病例 1**　PTC 全切术后，颈部转移淋巴结（注意为特征性高回声）（图 3-11-2）。

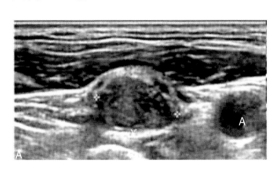

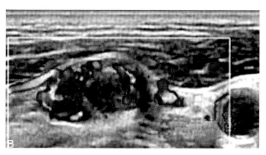

A.二维声像图；B.彩色多普勒声像图。血流分型为周围型（Ⅳ型），
A：颈总动脉

**图3-11-2** 淋巴结血流类型声像图

**病例2** 乳腺浸润性导管癌，腋下转移淋巴结（2枚融合）
其中一枚血流为周围型（Ⅳ型），另一枚为乏血供型（图3-11-3）。

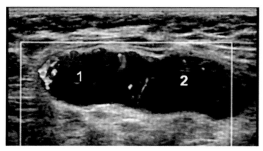

2枚融合淋巴结；1：血流为周围型（Ⅳ型），2：血流为乏血供型（Ⅴ型）

**图3-11-3** 腋下转移淋巴结彩色多普勒声像图

**病例3** 肺癌，锁骨上转移淋巴结（化疗中）（图3-11-4）。

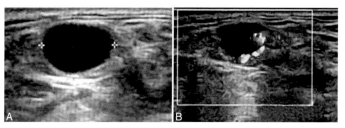

A.二维声像图；B.彩色多普勒声像图。血流为周围型（Ⅳ型）

**图3-11-4** 锁骨上转移淋巴结声像图

病例 4　前列腺癌，颈部转移淋巴结。颈部淋巴结是经穿刺证实的前列腺癌的远处转移，临床并不常见，典型的周围型血流伴有向心性分支，这为前列腺癌转移的超声诊断提供了信心（图 3-11-5）。

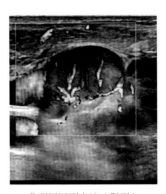

典型周围型血流（Ⅳ型）

**图3-11-5**　颈部转移淋巴结彩色多普勒声像图

病例 5　食管癌颈部转移淋巴结放化疗后，可见淋巴结中央部有部分无回声坏死，但仍然能探及周围型血流（图 3-11-6）。

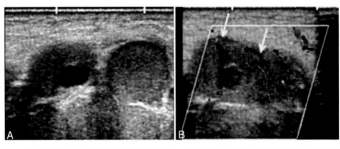

A.二维声像图；B.彩色多普勒声像图。淋巴结中央部已出现坏死，仍可见周围型血流（Ⅳ型）（箭头）

**图3-11-6**　食管癌颈部转移淋巴结放、化疗后声像图

由于生长方式的差异，淋巴瘤的血流走行不以Ⅳ型为主流，但少数情况下，尤其是病理上高级别（低分化）的进展性淋巴

瘤，肿瘤组织也可从一个淋巴结蔓延至邻近淋巴结，后者可呈现少见的由外而内的生长方式，因而也可出现周围型血流。

病例 6 低分化淋巴瘤，其中的一个受累病灶血流呈周围型分布（图 3-11-7）。

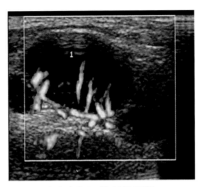

血流走行Ⅳ型（周围型）

**图3-11-7** 低分化淋巴瘤淋巴结彩色多普勒声像图

注意将该例与病例 5 的转移淋巴结比较，回声强度有明显差异，淋巴瘤呈现极低回声。

除了周围型血流为转移淋巴结的经典表现外，还有相当多的转移淋巴结呈现乏血供的特征，不同文献分别用"spotted vascular pattern"（星点状血流型）或"scattered pattern"（散在血流型）来命名，笔者建议干脆就命名为"乏血供型"，作为第Ⅴ型（图 3-11-3，图 3-11-8）。在甲状腺癌的转移淋巴结中，此类非常常见，尤其是伴有微钙化的转移淋巴结，通常甲状腺原发灶也是乏血供的（图 3-11-7）。但在淋巴瘤内几乎不出现Ⅴ型血流（除非已接受化疗且有效）。

病例7　PTC，双侧颈部转移淋巴结，内含钙化，乏血供（图3-11-8）。

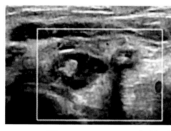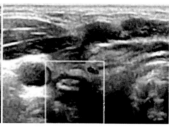

**图3-11-8**　PTC颈部转移淋巴结彩色多普勒声像图

少数病例的转移淋巴结血供丰富，也可出现Ⅲ型即紊乱无序型，通常是晚期或提示预后很差的表现，甚至是化疗、放疗过程中也无法遏制。这和淋巴瘤Ⅲ型血流的临床意义不同，比如有些淋巴瘤初诊时血供极丰富，化疗几个疗程后其径值和血供迅速减少，这样的现象司空见惯，但转移淋巴结的Ⅲ型血流通常很不乐观，当然有些靶向治疗也可使淋巴结受到遏制。

病例8　肺癌晚期，巨大的颈部转移淋巴结（图3-11-9）。

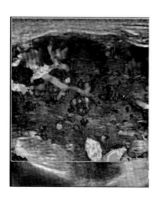

血流分型为Ⅲ型

**图3-11-9**　肺癌晚期颈部转移淋巴结彩色多普勒声像图

有些淋巴结核由于液化性坏死，会使原来的门型动脉发生位移，出现类似Ⅳ型血流的假象，要特别注意不要误判（图 3-11-10）。

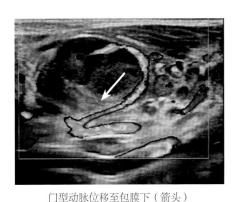

门型动脉位移至包膜下（箭头）

**图3-11-10** 淋巴结核液化性坏死彩色多普勒声像图

本例是Ⅰ型血流即门型血流的一种变种，可称为位移的门型血流（displaced hilar vascularity），并不是Ⅳ型血流，鉴别依据是：前者病灶已经大部坏死，而后者（Ⅳ型血流）常在蓬勃生长中，更重要的是门型血流的供血源头是唯一的，比较下例真正的Ⅳ型血流声像图。

病例9 乳腺癌转移淋巴结（颈部）（图 3-11-11）。

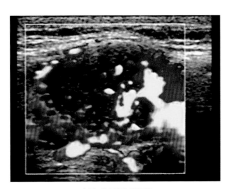

血流分型为Ⅳ型

**图3-11-11** 乳腺癌颈部转移淋巴结彩色多普勒声像图

综上所述，正常淋巴结和反应性淋巴结病，以 I 型血流为主；淋巴瘤以 II 型及 III 型血流最常见，少数也可呈 IV 型血流；转移淋巴结，以 IV 型和 V 型血流最常见，少数为 III 型。

最后补充一点，尽管介绍了淋巴瘤和转移淋巴结血流的诸多不同，但遇到病程晚期，对所有治疗无效的病例，二者殊途同归，均会呈现丰富的、紊乱的、无序的类型即 III 型血流，相对于正常淋巴结内原有的动脉来说，无论是淋巴瘤还是转移淋巴结，肿瘤新生血管均属"外敌入侵"，虽是鸠占鹊巢，却常后来居上，比原有动脉更加猖獗。

【附】

有关特殊情况下淋巴瘤像转移淋巴结那样"由外而内"生长，摘录 Depena 等 1990 年发表的" Lymphoma of the head and neck"中的一句：In high grade aggressive lymphomas, he neoplastic cells may even reach the lymphnode from outside（as with metastasis）when the disease originates in another lymph node of the group and subsequently infiltrates the remaining nodes［翻译：在高侵袭性淋巴瘤中，当疾病起源于该组的一枚淋巴结并随后浸润其余淋巴结时，肿瘤细胞甚至可能从外部到达淋巴结（如转移）］。

# 第十二节　淋巴瘤：一叶而知秋，从套细胞淋巴瘤谈起

【套细胞淋巴瘤的介绍】

在淋巴瘤这个"大家族"中，MCL 是很晚才"加入"的成员，它属非霍奇金淋巴瘤，最早描述是在 20 世纪 70 年代，Kiel 分类法中被定义为中心细胞淋巴瘤（centrocytic lymphoma）（Katayama 和 Pechet，1974）。直至 1994 年国际淋巴瘤研究小

组在"修订的欧美淋巴瘤分类"（revised European-American lymphoma classification，简称 REAL 系统）中首次将 MCL 界定为一种独立亚型；2008 年 WHO 关于造血系统及淋巴肿瘤分类中，采纳 REAL 系统的建议，MCL 被界定为一种独立亚型，从属于成熟 B 细胞淋巴瘤这一大组。因此，该病在淋巴瘤家族中有正式的"身份证"是近十几年的事（Vose，2015）。

人类对淋巴瘤的研究已经有 180 多年的历史。1832 年，英国内科医生 Thomas Hodgkin 发文描述了一种以"无痛性肿大淋巴结"为表现的 7 例病例，其中 1 例做了尸检。24 年后（1856 年），另一位英国医生 Samuel Wilks 也描述并证实了 Hodgkin 的发现，并建议用 Hodgkin 的名字命名为 Hodgkin lymphoma（霍奇金淋巴瘤，早期译为何杰金淋巴瘤）。1878 年，Greenfield 首次发文描述该病的镜下表现（发现巨细胞）。这种巨细胞的细节特征在 1898 年和 1902 年分别由奥地利病理学家 Carl Sternberg 和美国内科医生 Dorothy Reed 描述，之后该细胞被命名为 Reed-Sternber Cell，即 RS 细胞，成为霍奇金淋巴瘤的界定依据，这距霍奇金医生最早的发文已经 70 多年了。实际上，截至 2008 年，WHO 的淋巴瘤分类共分五大组数十种亚型，霍奇金淋巴瘤只占淋巴瘤家族的一小部分。

MCL 能成为独立亚型是因为该病有特征性的细胞遗传学和分子遗传学表现，MCL 具有特征性染色体移位 t（11；14），即第 14 号染色体上免疫球蛋白重链基因和第 11 号染色体上 *Bcl-1* 基因之间移位，过度表达 Cyclin D1。REAL 系统和 WHO 均将 MCL 归类为特殊类型的淋巴瘤，具有高度侵袭性。其镜下特征为受累淋巴结整个淋巴结内出现各种大小不一、分界不清的结节。该病预后差，标准治疗方案化疗后缓解时间短，中位总生存期 3~4 年。所有淋巴瘤中 MCL 的占比，美国为 4%，欧洲 7%~9%（Vose，2015）。国内尚无全国性流行病学调查数据，空军军医大学西京医院 5 年收治 2220 例淋巴瘤患者，其中 MCL 48 例，占比 2.1%（梁蓉等，2016）。2006 年 FDA 批准硼替佐米（商品名：万珂）作为 MCL 的靶向药物。

【病例分享】

患者男性，65 岁，2012 年因右颈部肿物进行性肿大，压迫器官引起呼吸困难及饮水呛咳，在山东省某县行气管切开手术。2013 年全身广泛淋巴结肿大，2014 年 2 月出现胸腔积液、心包积液，2014 年 7 月 4 日在北京某医院行右面颈部巨大肿瘤切取活检术、左腋下肿物切取活检术。

病理诊断：（右面颈部及左腋下）淋巴结结构破坏，小到中等大小异型淋巴细胞弥漫性增生。免疫组化：Bcl-2（＋），CD3（T 细胞＋），CD5（＋），CD10（－），CD20（＋），CD43（＋），Cyclin D1（＋），Ki-67（+15% ~ 25%），CD79a（＋），MUM-1（弱＋），结合免疫组化符合 MCL。

考虑到胸腔积液，患者入院诊断为 MCL 四期。

2014 年 7 月开始化疗，先后行 5 个 CHOPE 方案无明显效果，行 4 个改良 GDP 方案治疗后病灶有所减小，2015 年 10 月行改良 MOEP 方案，之后小剂量应用万珂 2 次，2015 年 12 月因颌面部、颈部包块再次增大，致右侧嘴角下垂、右眼不能合闭，行 COFP 方案治疗，颌面部、颈部肿块较前略有缩小，2016 年 2 月因在中国癌症基金会万珂患者援助项目申请成功，予 MOFP 方案联合万珂，行 5 次该方案。截至 2016 年 10 月已十几次住院，共化疗 17 个疗程。

虽然 MCL 被 WHO 归类为高度侵袭性淋巴瘤，生存时间短，但该患者从发病、气管切开至今已近 5 年，颈部标志性的巨大肿物从未消失，并在时有缓解和停药后迅速长大之间切换，一方为凶险的疾病，另一方为有效化疗及患者顽强的抵抗力，两方之间展开了拉锯战（图 3-12-1）。

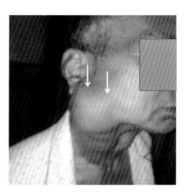

**图3-12-1　MCL颈部肿物实物图（箭头）**

**【从套细胞淋巴瘤看淋巴瘤的超声表现特点】**

据统计，该患者从化疗开始，在不同的状态下行超声检查15次，存留了大量图片。淋巴瘤的声像图具有多样化特点（作为与转移淋巴结的鉴别依据之一）。为我们梳理淋巴瘤的声像图提供了很大帮助。

"山僧不解数甲子，一叶落知天下秋"，现在就让我们做一次山僧，从这片树叶切入，去感知秋天的脉络。以下图片均来自该患者的浅表淋巴结病灶。

◆大小：在同一时期，不同病灶大小相差悬殊（图3-12-2）。

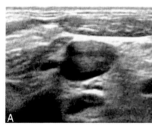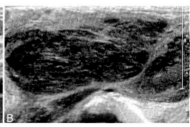

A.较小的病灶，B.最大病灶的局部

**图3-12-2　第17次化疗后淋巴结声像图**

◆形态（L/S）：有类圆形、椭圆形、细长形，呈多样化（图 3-12-3）。

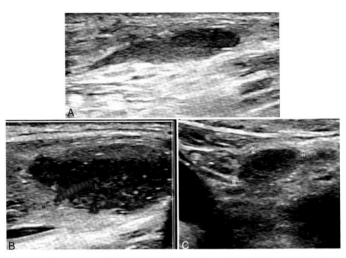

A.二维声像图，细长形（L/S＞3）；B.彩色多普勒声像图，类圆形（L/S＜2）；C.彩色多普勒声像图，椭圆形（2＜L/S＜3）

**图3-12-3** 第16次化疗后各种淋巴结形态声像图

◆极低回声和内部不均质结节样回声（或称为筛网状回声）为主要特征（图 3-12-4）。

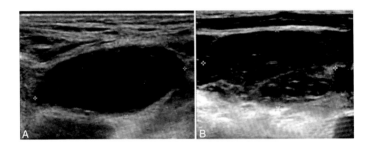

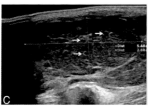
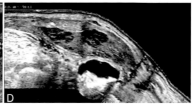

A.二维超声示极低回声；B.二维超声示筛网状回声；C.二维超声，15 MHz
的高频探头更清晰显示内部的微结节（箭头）；D.全景超声示巨大病灶内
多发结节

**图3-12-4　浅表淋巴结病灶声像图**

图3-12-4D 很好地诠释了该病大体病理特点。纪小龙在《诊
断病理学杂志》2000 年第 3 期《套细胞淋巴瘤》中介绍：套细
胞淋巴瘤的生长方式一般有 3 种，套区生长、结节样生长及弥
漫性生长。套区生长方式及结节样生长方式的特征均为整个淋
巴结内出现各种大小不一、分界不清的结节。

◆血流分型以Ⅲ型（紊乱无序型）为主流，亦有Ⅱ型血流
（异常走行的门型），周围直接侵犯可出现Ⅳ型血流化疗后短暂
缓解期有Ⅴ型血流（乏血供型）的情况。

Ⅲ型血流（图 3-12-5，图 3-12-6）。

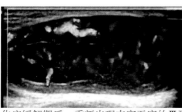
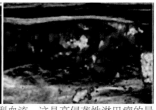

化疗缓解期后，重新出现丰富无序的Ⅲ型血流。这是高侵袭性淋巴瘤的最
常见表现

**图3-12-5　MCL彩色多普勒声像图**

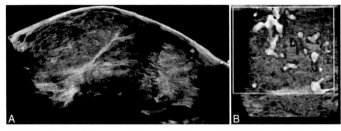

A.全景超声示巨大的颈部病灶径值超过16 cm；B.彩色多普勒超声示肿瘤局部为Ⅲ型血流

**图3-12-6　MCL声像图**

Ⅱ型血流（图 3-12-7）。

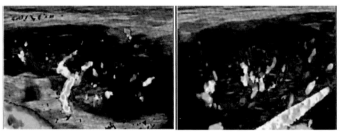

异常走行的门型血流并有离心性分支，同时出现新生血管

**图3-12-7　MCL彩色多普勒声像图**

Ⅳ型血流，发出向心性分支，在淋巴瘤中单独的Ⅳ型血流比较少见，通常为一个病灶向邻近直接侵犯形成，多为预后较差的表现，或长期未接受化疗所致（图 3-12-8，图 3-12-9）。

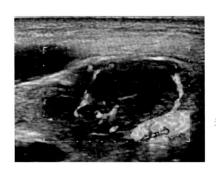

未接受有效化疗前，Ⅳ型血流

**图3-12-8　MCL彩色多普勒声像图**

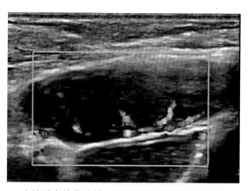

未接受有效化疗前，Ⅳ型血流并有向心性分支

**图3-12-9**　MCL彩色多普勒声像图

Ⅴ型血流，在接受改良的化疗及靶向药物万珂后，缓解期可出现Ⅴ型血流，但仅是暂时的，充分说明该病的顽固性和难以治愈性（图 3-12-10）。

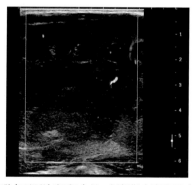

予MOFP方案联合万珂治疗后3个月，缓解期血流明显减少，Ⅴ型血流

**图3-12-10**　MCL彩色多普勒声像图

总结该患者的病程，声像图虽呈现为多样化的特点，但在十几次住院的化疗前和化疗后，均未出现钙化，亦未见液化性坏死，说明这两条的确很少出现于淋巴瘤中。

注意，在 castleman 病和朗格汉斯细胞组织细胞增生症（Langerhans cell histiocytosis，LCH）的淋巴结病变中，会出现和淋巴瘤非常相似的声像图表现，因为这两种病在发病上和淋巴瘤有一定关联，相当多一部分病例会演变为淋巴瘤，尤其是LCH也会出现筛网状回声。可以说，二者虽不属于淋巴瘤家族，但多少有些关系，但它们比淋巴瘤的预后要好很多。

## 第十三节　腮腺腺淋巴瘤和腮腺淋巴瘤，动脉体瘤和动脉瘤：一个字都不能少

张艺谋早先有一部电影叫《一个都不能少》，今天笔者想介绍的是：发出超声检查报告时要注意：一个字都不能少。

如腮腺腺淋巴瘤和腮腺淋巴瘤，（颈）动脉体瘤和动脉瘤，一字之差，却有天壤之别。

本节主要介绍腮腺腺淋巴瘤。

我们知道，淋巴瘤均是恶性肿瘤，它几乎可发生于任何器官和部位，当然也可发生于涎腺。近年来接触到的患者中，扁桃体、咽喉部及口腔鼻腔黏膜，甚至眼眶内的淋巴瘤均时有发生。而腺淋巴瘤（adenolymphoma）几乎只发生于腮腺，从涎腺内肿瘤的发病率来说，该病仅次于多形性腺瘤（混合瘤），排在第二位，是比较常见的腮腺疾病。混合瘤多数是良性的，但也有少数为恶性，而良性的混合瘤也有恶变的可能，因此，这个名称本身并不代表良恶性，其性质需要在病理检查报告上注明。而腺淋巴瘤则几乎都是良性的，且几乎不恶变，因此，无论是观察周期或手术方案二者均有区别。

"腮腺腺淋巴瘤"与"腮腺淋巴瘤"这两个名称极易引起误

解和混淆，即使是使用另一个更长的名称"乳头状淋巴囊腺瘤（papillary cystadenoma lymphomatosum）"也容易和另一个不同的疾病"乳头状囊腺瘤"混淆。因此，WHO 早就建议弃用以上称呼，改用最早描述本病的病理学家 Aldred Scott Warthin 的姓氏统一将该病称为 Warthin tumor。而我们看到国内不少的教材或讲座还在用旧称。鉴于目前大多数超声医生的工作流程皆是在做完检查后，"立等可取"给出诊断报告，在此，笔者建议同仁在写超声检查报告时统一用类似于"腮腺内肿物，Warthin 瘤可能"的措辞，而弃用"腮腺腺淋巴瘤"这一术语以避免引起患者恐慌。

Warthin 瘤病因不明，吸烟者发生率高于非吸烟者。好发于腮腺后外叶。多为无痛性肿物，肿物生长缓慢，质地软。有的患者是在患腮腺炎就诊时触及肿物发现。有研究认为该病在组织来源上为腮腺内和腮腺周围淋巴结在胚胎发育过程中有腮腺组织或异位腮腺卷入发展而成。镜下观察，肿瘤组织由上皮细胞及淋巴样间质组成，上皮形成乳头状结构突入囊腔（故称为乳头状淋巴囊腺瘤）。腔内可含黏液样物质、细胞碎片及脱落的上皮等，了解这些对识别该病的超声表现有益。

【Warthin 瘤的超声表现及病例分享】

当 Warthin 瘤呈类圆形的、较为均匀的实性回声时，与混合瘤（多形性腺瘤）的征象重叠，鉴别有一定难度；少数 Warthin 瘤的血流呈丰富的混合型分布，与淋巴瘤及其他涎腺恶性病灶鉴别有一定困难。但多数 Warthin 瘤均有一些特异性征象，以下征象具有很高的阳性预测价值。

◆腮腺内病灶为囊实混合型，且内部为蜂窝状结构时，几乎均为 Warthin 瘤，混合瘤虽然也有少数大的病灶可伴有少量囊性变，但通常不会呈蜂窝状回声。

**病例 1** 患者男性，60岁，Warthin瘤（图3-13-1）。

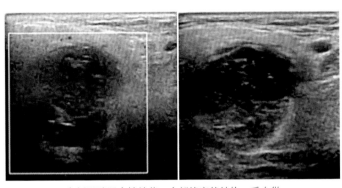

左侧腮腺混合性结节，内部蜂窝状结构，乏血供

**图3-13-1** Warthin瘤彩色多普勒声像图

◆以囊性为主（比例＞50%）的腮腺病灶一般多为Warthin瘤。

**病例2** Warthin瘤（图3-13-2）。

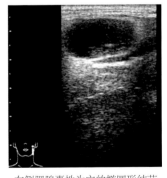

左侧腮腺囊性为主的椭圆形结节

**图3-13-2** Warthin瘤声像图

◆在病灶内的囊性部分内，可见漂浮的细点样或碎片样回声。这是该病内的黏液成分造成的征象。

**病例3** 患者中年女性，Warthin瘤，左侧腮腺单发病灶（图3-13-3）。

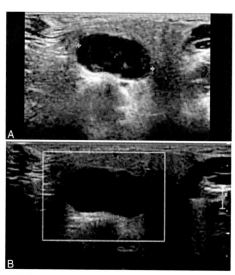

A.二维超声示囊内漂浮的碎片样回声，椭圆形，L/S=2；B.彩色多普勒示乏血供

**图3-13-3**　Warthin瘤声像图

◆腮腺内类圆形的实性病灶，混合瘤、Warthin瘤及其他类型诊断均有可能，但病灶的长短径比值越大，混合瘤的可能性越小，而Warthin瘤可能性越大。当L/S＞2时，多为Warthin瘤（图3-13-4）。

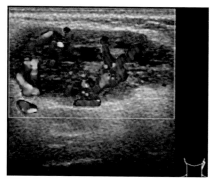

实性结节，中心部有小囊腔（混合瘤较大的病灶也可出现此类囊性变），内部可见门型血流及周围型血流共存

**图3-13-4**　Warthin瘤彩色多普勒声像图

◆单侧腮腺多灶性，或两侧腮腺均有病灶，多为Warthin瘤。

病例4 患者男性，59岁，左侧腮腺多发结节，血供丰富（图3-13-5），右侧腮腺单发结节（图3-13-6）。

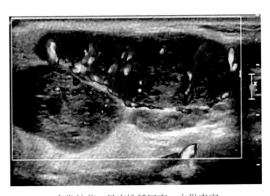

多发结节，呈实性低回声，血供丰富

**图3-13-5** Warthin瘤左侧腮腺彩色多普勒声像图

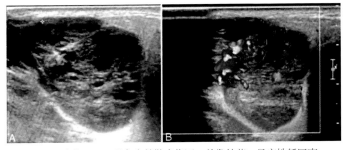

A.二维声像图；B.彩色多普勒声像图。单发结节，呈实性低回声

**图3-13-6** Warthin瘤右侧腮腺彩色多普勒声像图

该病例对诊断Warthin瘤具有提示意义的征象有三个：①多灶性且两侧分布（理论上淋巴瘤也可出现，但罕见）；②左侧有个病灶（图3-13-5）L/S接近3（其他腮腺肿瘤出现此类细长形形态的概率极低）；③右侧病灶呈内含多个囊腔的混合回声（图3-13-6A），并可见类似于淋巴结的门型血流（图3-13-6B）。

◆病灶的血流走行出现类似淋巴结的门型血流时，对诊断Warthin瘤具有理想的阳性预测值（图3-13-7）。因为临床病理研究显示，一部分Warthin瘤就发生于腮腺内原有的淋巴结内。

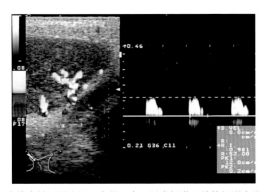

瘤体为椭圆形未显示全貌，内可见类似淋巴结的门型血流

**图3-13-7** Warthin瘤彩色多普勒声像图

此外，Warthin瘤更常发生于腮腺后外侧边缘部（图3-13-8），好发于吸烟者。

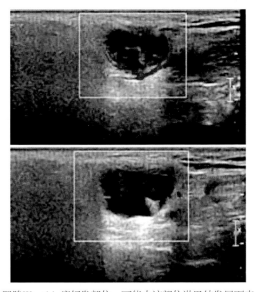

腮腺Warthin瘤好发部位，可能由该部位淋巴结发展而来

**图3-13-8** 腮腺后外侧边缘部Warthin瘤声像图

# 第十四节　经典病例分享：castleman 病

castleman 病（castleman disease，即巨淋巴结增生症）是 1954 年 Castleman 首先报道的淋巴结病。镜下可见淋巴滤泡和毛细血管增生，称血管滤泡性淋巴结增生（angiofollicular LNs hyperplasia），也被称为淋巴错构瘤，是一组少见的淋巴增生性疾病。临床分型：局灶型（预后较好）和多中心型（易发展为恶性肿瘤）。病理分型：透明血管型和浆细胞型。

病例 1　患者男性，24 岁，右侧颈部多发大小不等淋巴结，彼此不融合，最大约 5 cm×3.8 cm×3.0 cm（图 3-14-1）。

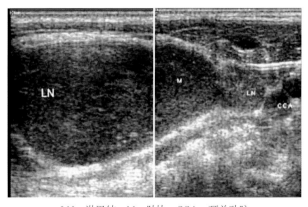

LN：淋巴结，M：肿块，CCA：颈总动脉

**图3-14-1**　右侧颈部多发淋巴结声像图

淋巴结内的血流并不丰富，这一点不太像淋巴瘤（未经治疗过的），该患者多数淋巴结的 L/S ＜ 2（图 3-14-2）。

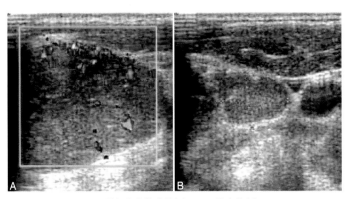

A.彩色多普勒声像图；B.二维声像图

**图3-14-2**　右侧颈部淋巴结声像图

**小结**：所有肿大淋巴结均无淋巴门结构，内部呈较均匀低回声，边界锐利，L/S 均< 2。基本可除外反应性增生淋巴结。整体看，有些类似淋巴瘤的征象，但比淋巴瘤回声略高。"大"是一个鲜明的特点，但血流并不丰富，未经治疗过的这么大的淋巴瘤，通常血供是比较丰富或非常丰富的。淋巴瘤的多个病灶中，常有一部分淋巴结残存数量不等的淋巴门结构，本例无。

**病例2**　患者女性，30 岁，右颈部淋巴结无痛性肿大。根据声像图首先怀疑淋巴瘤（图 3-14-3）。奇怪的是多处进行Doppler 取样都是静脉，这点不像淋巴瘤（图 3-14-4）。声像图中仅能看到一点动脉，所以整体来说血供并不丰富（图 3-14-5）。

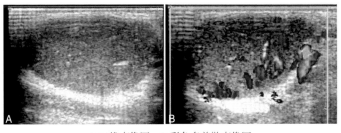

A.二维声像图；B.彩色多普勒声像图

**图3-14-3**　右颈部淋巴结声像图

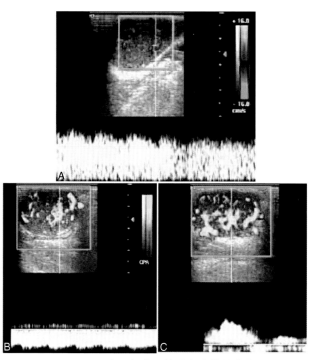

**图3-14-4** 右颈部淋巴结彩色多普勒声像图

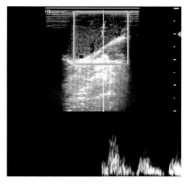

淋巴结内动脉

**图3-14-5** 右颈部淋巴结彩色多普勒声像图

**小结：** 如果是淋巴瘤且病灶较大时，有时出现内部网状回声（Ahuja 等，2001）（本例无）。本例病灶很大，淋巴结内均无淋巴门结构，声像图倾向恶性，但动脉血供不鲜明，患者一般情况好，感觉不"凶险"。

病例3　患儿男，14岁，双侧颈部肿大淋巴结，低热，无触痛。血常规：嗜酸性粒细胞略高，淋巴细胞比例略高。超声初诊印象：传染性单核细胞增多症？木村病？淋巴瘤？建议穿刺活检（图3-14-6，图3-14-7）。病理：巨淋巴结增生症血管玻璃样变性。

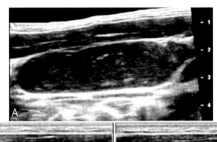

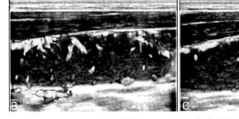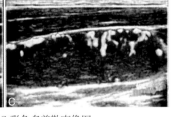

A.二维声像图；B、C.彩色多普勒声像图

**图3-14-6**　左颈部淋巴结声像图

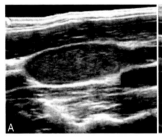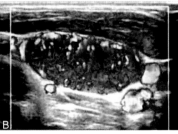

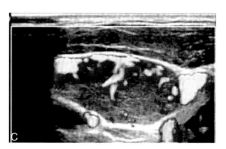

A.二维声像图；B、C.彩色多普勒声像图

**图3-14-7　右颈部淋巴结声像图**

**小结**：本例受累淋巴结以椭圆形为主（L/S＞2），均无淋巴门结构。血流分布以周围型伴向心性分支为主。对于本例患者，笔者初诊未考虑到该病，主要还是对该病缺乏认识和警惕。

【总结与结论】

◆ castleman 病仅仅发生于淋巴结，而且淋巴结通常呈巨大增生。

◆与传染性单核细胞增多症鉴别：传染性单核细胞增多症在灰阶超声中具有某些与淋巴瘤混淆的征象，但血流走行多为门型。

◆与木村病鉴别：后者病灶一般局限分布（以颈部Ⅰ区、Ⅱ区多见），典型木村病表现为很不均质的肉芽肿类征象时，易鉴别；但部分木村病也可表现为相对均匀的类似恶性表现。木村病可呈门型血流，也可呈周围型血流。

◆与淋巴瘤鉴别：castleman 病其实与淋巴瘤很相似，只是前者相对血供少，回声比淋巴瘤略高。

◆ castleman 病介于良恶性之间，多主张化疗干预。多中心型 castleman 病必须化疗。

# 第十五节　传染性单核细胞增多症的超声诊断思路

传染性单核细胞增多症（infectious mononucleosis，IM），由 EB 病毒（Epstein-Barr virus，EBV）感染引起（其他病毒虽有报道，但未经实验室证实），传染性单核细胞增多症的误诊和延迟诊断非常常见。好发于 3 ~ 10 岁儿童，也可见于青少年甚至少数成年人。典型表现为发热、咽喉炎、淋巴结肿大（三联征）。传播途径是唾液交流（又被称为"接吻病 kissing disease"）。

◆血液系统表现：①白细胞总数多于正常；② 淋巴细胞占比增加（＞50%）；③出现异型淋巴细胞（＞10%）；④ EB 病毒抗体阳性。

◆ EB 病毒抗体检查：①急性期 EBNA 抗体阴性，以下一项为阳性：a. VCA-IgM 抗体初期为阳性，以后转阴；b. 双份血清 VCA-IgG 抗体滴度 4 倍以上升高；c. EA 抗体一过性升高；d. VCA-IgG 抗体初期阳性。② EBNA 抗体后期转阳性。

◆诊断与误诊：由临床表现、实验室检查、影像学综合分析诊断等方面来分析。由于患者就医时可能处于疾病的不同阶段，因而检查结果常常变化很大。传染性单核细胞增多症的症状与很多其他疾病重叠，相当多一部分病例缺乏特异性。传染性单核细胞增多症的确诊过程，就是动态观察并不断排除其他疾病的过程。

◆预后：绝大多数病例呈自限性过程，部分患者伴有肝大、脾大，极少数有肝脾破裂，治疗以对症处理为主，同时控制并发症，抗生素治疗无效（合并细菌感染除外）。

◆超声在传染性单核细胞增多症诊断过程中所起的作用：由于 90% 以上的患者会有无痛性淋巴结肿大，所以通常会行超声检查评估肿大淋巴结或颈部包块。初诊患者可来自儿科、耳鼻喉科、血液科、普外科、肿瘤科等，对于该病的认识参差不齐。超声医生可能受到不同信息的"误导"，从而对疾病判断偏离轨道。

◆超声表现（图 3-15-1 ~图 3-15-3）。

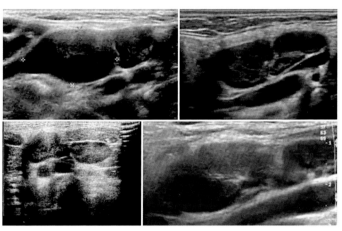

图3-15-1　传染性单核细胞增多症声像图

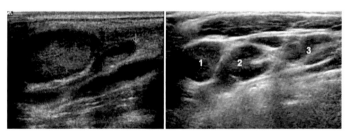

1、2、3：淋巴结

图3-15-2　传染性单核细胞增多症声像图

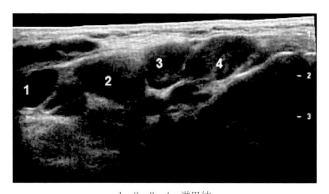

1、2、3、4：淋巴结

**图3-15-3　传染性单核细胞增多症声像图**

◆传染性单核细胞增多症超声检查易误诊的征象：①类圆形（L/S＜2）；②淋巴门消失或模糊不清；③融合或串珠样；④边界模糊；⑤双侧分布。传染性单核细胞增多症易与淋巴瘤、淋巴结核及细菌性淋巴结炎混淆。

◆传染性单核细胞增多症的超声表现特殊性：①几乎所有病例双侧分布（占96%）；②融合且呈双侧融合（结核更多表现为单侧融合）；③边界模糊占多数（淋巴瘤更多表现为边界锐利）；④65%淋巴门回声消失（与其他反应性淋巴结区分）；⑤35%淋巴门存在，但有特殊性。主要表现为淋巴门回声明显减低，呈不均质，淋巴门结构与"皮质"界限模糊。其中淋巴门结构回声减低的原因是髓腔不同程度的扩张伴不同程度的淋巴细胞浸润，导致淋巴结中央区域反射界面不同程度减少（Fu等，2014）。

◆淋巴门结构消失的病理基础：①强回声淋巴门是由于髓质区大量小的髓索和髓窦产生的超声界面；②部分传染性单核细胞增多症淋巴结可导致髓质内髓窦的崩解和抹杀，同时伴淋巴细胞增生。这也是该病有时在镜下被误诊为淋巴瘤的原因（图3-15-4～3-15-9）。

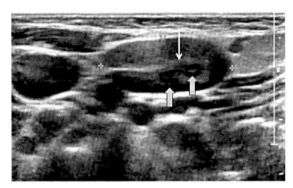

长箭头：边界模糊的门结构，粗箭头：门内回声减低区

**图3-15-4　传染性单核细胞增多症声像图**

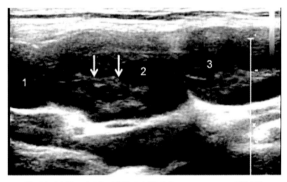

淋巴门结构：回声减低区（箭头）；1、2、3：淋巴结

**图3-15-5　传染性单核细胞增多症声像图**

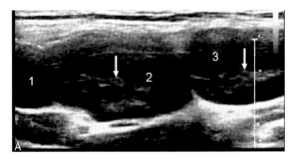

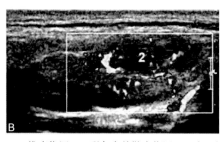

A.二维声像图；B.彩色多普勒声像图；C.病理组织图。淋巴结回声病例对照（HE，×40）；箭头：回声减低区，1、2、3：淋巴结

**图3-15-6　传染性单核细胞增多症声像图及病理组织图**

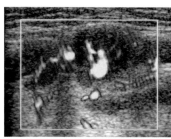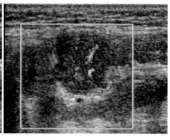

血流走行特点：门型血流

**图3-15-7　传染性单核细胞增多症彩色多普勒声像图**

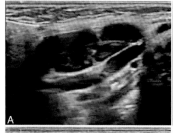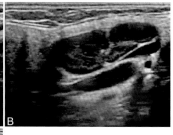

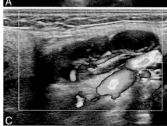

A、B.二维声像图；C.彩色多普勒声像图。灰阶声像图难以与恶性淋巴瘤鉴别时，血流分型具有重要鉴别价值

**图3-15-8　传染性单核细胞增多症声像图**

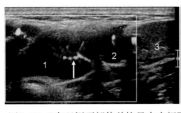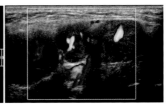

图3-15-8中双侧颈部传单均呈中央门型血流（箭头）；1、2、3：淋巴结

**图3-15-9** 双侧传染性单核细胞增多症彩色多普勒声像图

患儿女，6岁，传染性单核细胞增多症。超声检查示一肿大淋巴结呈中央门型血流，但在灰阶声像图上难以与恶性淋巴结鉴别（图3-15-10）。

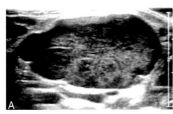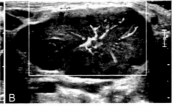

A.二维声像图；B.彩色多普勒声像图。肿大淋巴结呈中央门型血流

**图3-15-10** 传染性单核细胞增多症淋巴结声像图

传染性单核细胞增多症的超声诊断思路（表3-15-1）。

**表3-15-1** 传染性单核细胞增多症的超声诊断思路

| 临床特点 | 超声特点 |
| --- | --- |
| 年龄特点：儿童或青少年多见 | 类圆形 |
| 近期有发热或正在发热 | 融合且呈双侧融合 |
| 无痛性、多发、双侧分布的肿大淋巴结，质软（颈部为主） | 双侧、广泛分布的颈部淋巴结肿大，以Ⅱ~Ⅴ区为主 |
| 血常规、EB病毒抗体有诊断价值，抗体结果常有时段性，需要动态的反复多次检查 | 门结构不清、不均质且常有回声减低区，部分门结构消失 |
| 可能用过抗生素，效果差或无效 | 与周围组织界限模糊 |
| 部分同时伴有肝脾肿大 | 血流多呈门型伴树枝样离心性分支 |
| 有时怀疑为血液系统疾病 | 有些征象酷似恶性 |

# 第十六节　颈部淋巴结核：超声表现 及病例分享

淋巴结核（tuberculosis lymphadenitis）很常见，但是其超声表现多样，常常会使超声医师感到困惑。颈部淋巴结核又称为瘰疬（Luǒ lì）、疬子颈、老鼠疮、scrofula（图 3-16-1）。

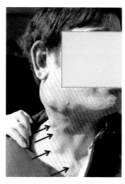

**图3-16-1** 颈部淋巴结核实物图

【淋巴结核灰阶声像图特点】

（1）串珠样排列（图 3-16-2，图 3-16-3）。

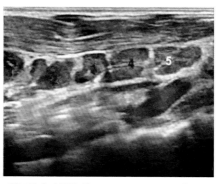

淋巴结串珠样排列；1、2、3、4、5：淋巴结

**图3-16-2** 颈部淋巴结核声像图

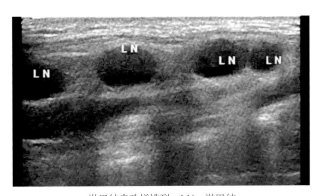

淋巴结串珠样排列；LN：淋巴结

**图3-16-3** 颈部淋巴结核声像图

（2）淋巴结边界不锐利（图3-16-4），相对来说，淋巴瘤边界锐利。少数儿童的细菌性化脓性淋巴结炎也可能有串珠样 + 边界不锐利表现（图3-16-5）。

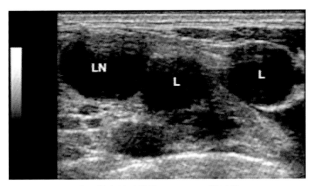

淋巴结边界不锐利；LN、L：淋巴结

**图3-16-4** 颈部淋巴结核声像图

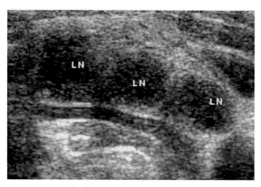

淋巴结串珠样，边界不锐利；LN：淋巴结

**图3-16-5** 颈部淋巴结核声像图

（3）液化性坏死十分常见（图3-16-6），部分患者可有部分液化性坏死＋串珠样＋边界不锐利表现（图3-16-7）。

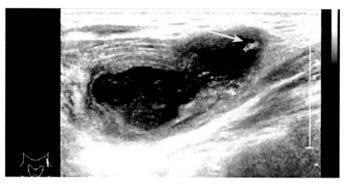

液化性坏死，挤压探头内部可见流动；箭头：钙化

**图3-16-6** 颈部淋巴结核声像图

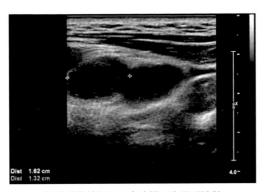

部分液化性坏死、串珠样、边界不锐利

**图3-16-7 颈部淋巴结核声像图**

（4）淋巴结破溃（特异性征象）（图3-16-8）。

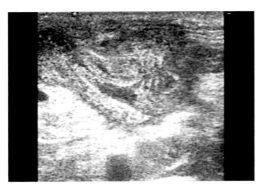

淋巴结包膜一处或多处破溃，向周围软组织蔓延

**图3-16-8 颈部淋巴结核声像图**

（5）周围组织水肿（图3-16-9），部分患者可有破溃合并周围组织水肿表现（图3-16-10）。

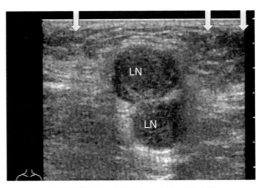

周围组织水肿（箭头）；LN：淋巴结

**图3-16-9** 颈部淋巴结核声像图

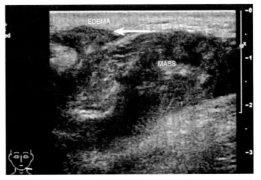

破溃合并周围水肿（箭头）；EDEMA：水肿；MASS：肿块

**图3-16-10** 颈部淋巴结核声像图

（6）出现斑状钙化（图 3-16-11）。

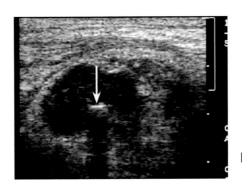

箭头：钙化

**图3-16-11** 颈部淋巴结核声像图

（7）完全的液化性坏死，灰阶超声检查对此表现的敏感度低，但特异度高（图 3-16-12）。

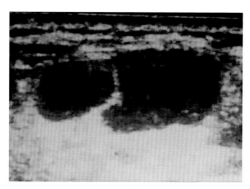

完全液化坏死

**图3-16-12　颈部淋巴结核声像图**

**【淋巴结核彩色多普勒声像图特点】**

（1）淋巴结乏血供，此表现可与淋巴瘤鉴别（图 3-16-13）。部分患者可有乏血供且血流分布于周边区域表现（图 3-16-14）。

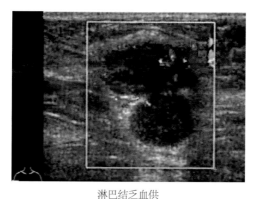

淋巴结乏血供

**图3-16-13　颈部淋巴结核彩色多普勒声像图**

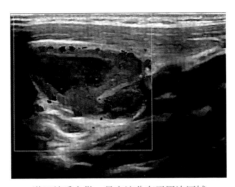

淋巴结乏血供，且血流分布于周边区域

**图3-16-14** 颈部淋巴结核彩色多普勒声像图

（2）融合淋巴结血流沿隔膜分布（图 3-16-15，图 3-16-16）。

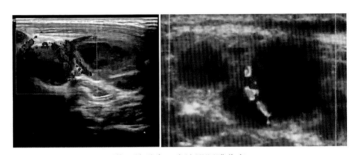

淋巴结融合，血流沿隔膜分布

**图3-16-15** 颈部淋巴结核彩色多普勒声像图

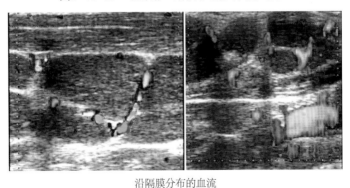

沿隔膜分布的血流

**图3-16-16** 颈部淋巴结核彩色多普勒声像图

（3）门样血管位移（图3-16-17）。

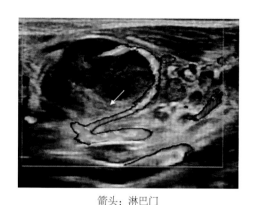

箭头：淋巴门

**图3-16-17** 颈部淋巴结核彩色多普勒声像图

**小结：颈部淋巴结结核特点**

◆串珠样排列，或融合成团。

◆边界模糊。

◆回声不均匀、内部结构杂乱。

◆部分甚至完全液化性坏死。

◆块状钙化灶。

◆周围组织水肿。

◆破溃、窦道形成。

◆血流表现：乏血供、分布于周边区域、沿隔膜分布、位移的门型血流。

注意：需综合分析以上各个征象来确定诊断。

# 第十七节　门结构消失的淋巴结未必一定要干预

正常淋巴结的门样结构是指超声检查时在淋巴结内部出现的强回声结构，一般由淋巴结一侧延伸至淋巴结内部。其占据淋巴结整体的比例各不同，与其内所含的脂肪成分的多少有一定关系。脂肪含量较多的淋巴门结构高度提示良性淋巴结，不同部位的淋巴结门结构内的脂肪含量也不尽相同（图3-17-1）。

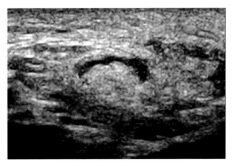

一个脂肪含量较多的淋巴门结构

**图3-17-1**　淋巴结声像图

传统认为，淋巴结门结构消失是恶性淋巴结肿大的特征。但是，很多研究发现，很多良性肿大淋巴结也会出现淋巴结门结构消失的现象。一项研究表明，至少有 26% 的门结构消失的肿大淋巴结是良性病变；而另一项研究表明，至少有 9% 的反应性增生的淋巴结表现为淋巴结门结构消失。

对此类良性淋巴结肿大如果按照恶性淋巴结肿大去干预和处理，势必会造成不必要的医疗浪费，并对患者造成不必要的精神负担。可以找到一些影像特点尽可能地将那些良性的肿大淋巴结从所有的门结构消失的肿大淋巴结中筛选出来，不必再按恶性的肿大淋巴结进行处理和干预。

以下两个特点是将门结构消失的淋巴结判定为良性淋巴结肿大的可靠指标。

◆ 淋巴结的 L/S > 2 （即淋巴结呈长椭圆形）。

◆ CDFI 可显示为明显的门样血流信号（图 3-17-2）。

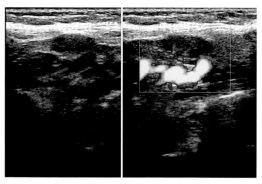

淋巴结门结构消失，为典型的门样血流信号

**图3-17-2　颈部良性淋巴结肿大能量多普勒声像图**

# 第十八节　浅表淋巴结：哪些征象可以"排除恶性"

不少超声同行都有这样的经历：很多有肿瘤病史的患者每隔一段时间就来"例行"浅表淋巴结超声检查，以期发现是否有转移。在我国，由于超声价格低廉，复查的间隔时间通常很短，如果超声医生给出诸如"腋下（颈部）淋巴结可见""可疑淋巴结肿大，请结合临床"等模棱两可的检查报告，则会使患者和临床医生感到疑虑，致使其采取进一步的措施，如更频繁的复查，穿刺活检，甚至行 PET 检查等。我们知道，以目前的仪器分辨率，即使是正常人做超声检查也大多都能发现浅表淋巴结。因此，减少不必要的误报和避免漏诊，始终是相互矛盾的。因为在追求鉴别诊断的敏感度和特异度之间，永远存在取舍问题。

很多的检查征象虽然对诊断有价值，但在鉴别良、恶性方面仍不明确。尽管如此，仍有少数几个征象可以排除恶性。

◆细长形的淋巴结

有些研究将 L/S ≥ 2 作为界值，L/S > 2（椭圆形）通常以良性淋巴结更多见，但仍有一定数量的恶性淋巴结，尤其是淋巴瘤也是椭圆形的；但当 L/S ≥ 3 时，几乎不出现于恶性病例，基本可排除恶性。

**病例 1** 患者有前列腺癌病史，尽管接近 5 cm 的最大径看起来有些夸张（图 3-18-1），但这样的淋巴结确认是无转移的，但患者执意穿刺，病理结果示反应性增生淋巴结。

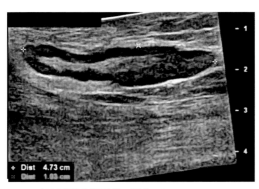

细长形肿大淋巴结，测值4.8 cm×1.1 cm

**图3-18-1 腹股沟淋巴结声像图**

类似病例 1 的这类淋巴结，患者有肿瘤病史，若超声医生在报告中不能明确下结论为良性，势必造成临床医生和患者有疑虑而造成不必要的过度干预。

对于有些有肿瘤病史的患者，探及淋巴结内淋巴门回声不清晰，对良性的诊断信心不足时，细长形的征象就更有意义。

病例2 病毒性淋巴结增生（图3-18-2）。

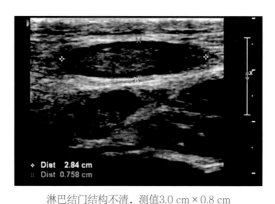

淋巴结门结构不清，测值3.0 cm×0.8 cm

**图3-18-2** 病毒性淋巴结增生声像图

病例3 castleman病，病理结果示血管玻璃样变性（图3-18-3）。

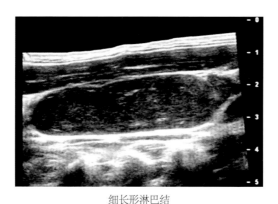

细长形淋巴结

**图3-18-3** castleman病淋巴结声像图

另外，正常人群的腹股沟细长形的淋巴结是很常见的，尽管最大径常>2.5 cm，但当短径<0.7 cm时，可认为是正常淋巴结（建议不报，以免添乱）（图3-18-4，图3-18-5）。

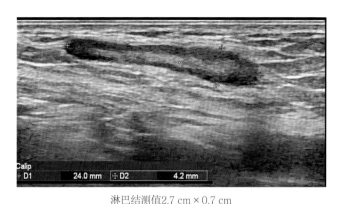

淋巴结测值2.7 cm×0.7 cm

**图3-18-4　正常腹股沟淋巴结声像图**

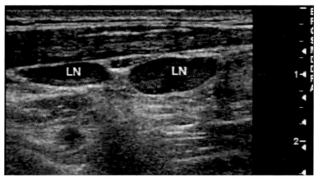

颈部探及的正常淋巴结，呈细长形；LN：淋巴结

**图3-18-5　肿瘤术后患者淋巴结声像图**

当然，把 L/S ≥ 3 作为排除恶性的依据，是以牺牲敏感度来追求特异度的。

# 第十九节　浅表淋巴结：哪些征象可以 "排除恶性"（续）

给淋巴门附加几个严苛的条件更能确保"排除恶性"。

在灰阶声像图上，存在强回声的淋巴门常是判断一个淋巴结为非恶性淋巴结的依据。一般在颈部和腹股沟，具有淋巴门的淋巴结有较高的阳性预测值提示为良性，但是特异度绝不是百分之百的，原因是：①相当多的淋巴瘤，尤其是发现早或病程短的病例，淋巴门并未破坏殆尽，因此，以淋巴门存在来除外恶性，就有漏诊的风险。而在颈部转移淋巴结中，有淋巴门的情况较罕见，因此，对于像胃癌、肺癌等胸、腹部肿瘤的患者例行检查，颈部若发现有淋巴门的肿大淋巴结，多数可排除转移，活检的阳性率很低；②在腋下，尤其是乳腺癌的转移淋巴结中，淋巴门部分残存的病例并不少见。上述情况大大降低了淋巴门这一征象的诊断价值。

如果把淋巴门的表现增加几个更为苛刻的条件，就会排除上述干扰，增加"排除恶性"的这一结论的特异度条件。

◆淋巴门轮廓规整。

◆淋巴门厚度大于淋巴结本身短径的 1/2。

◆淋巴门居中，而皮质厚度均匀，没有局部凸起。

同时满足这几条时，基本可确保良性（图 3-19-1）。

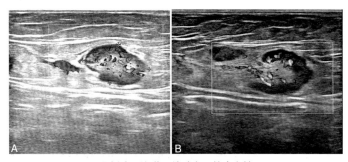

双侧腹股沟淋巴结肿大，符合良性

**图3-19-1　卵巢恶性肿瘤患者腹股沟淋巴结彩色多普勒声像图**

很多盆腔的恶性肿瘤患者腹股沟淋巴结都有不同程度增大，而转移的淋巴结只占一小部分。这些非转移的肿大淋巴结，有可能是肿瘤或腹水压迫和刺激导致，很多都伴有下肢水肿，部分有髂静脉或股总静脉血栓致使淋巴回流障碍，应注意减少不必要的活检。

图 3-19-2 为一发热原因待查的病例，淋巴结肿大，门结构的表现符合上述条件。病理结果示反应性增生淋巴结。很多这类病例，淋巴结肿大是发热的结果，而非原因，病理结果对确诊并未起到帮助作用（菊池病的淋巴结活检可明确诊断）。

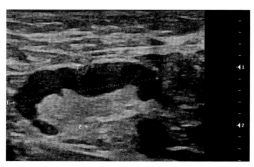

**图3-19-2** 淋巴结反应性肿大声像图

在乳腺癌的腋下转移淋巴结中（甚至有些转移至对侧的腋下），有些门结构还部分存在，这类转移淋巴结有一些特点可提示我们要警惕，不轻易放过：淋巴门纤细且呈分叶状；局部凹陷缺损，被增厚的"皮质"嵌入，这里的"皮质"实际上是肿瘤组织；"皮质"不对称性增厚或局部凸起（图 3-19-3，图 3-19-4）。

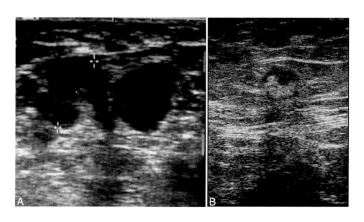

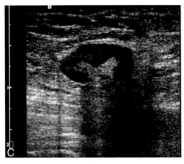

A. 门结构轮廓模糊，呈蚕食样，"皮质"非对称性增厚；B. "皮质"（实际是肿瘤组织）侵入淋巴门，后者呈局部的凹痕；C. 淋巴门局部被增厚的"皮质"嵌入

**图3-19-3** 乳腺癌的腋下转移淋巴结声像图

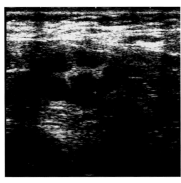

淋巴门纤细呈分叶状，凹凸不整

**图3-19-4** 乳腺癌的腋下转移淋巴结声像图

资料来源：ESEN G. Ultrasound of superficial lymph nodes. Eur J Radiol, 2006, 58（3）：345-359

总之，把灰阶超声的门结构满足更苛刻的条件的这些病例摘出来，也可以减少一些过度诊断。

# 第二十节　浅表淋巴结：多大算"肿大"

这是令很多人困惑的问题，笔者认为：其一，肿大还是不肿大，不太重要（对于成年人患者来说），性质才是重要的；其二，任何一个界值，都能挑出问题，所以至今也没有绝对的标准。只有一点是共识，就是评估淋巴结的大小是根据它的最大短径而不是最大径，它的定义是与最大径垂直的短径的最大值。因此，凡是诸如2.0 cm×0.5 cm的淋巴结，2.0 cm不重要，

0.5 cm 才是判断依据。以下为相关文献的流行病学调查数据。

以下几个研究建议阈值上限为 0.8 cm。

Bruneton 等 1994 年发表于 *Journal of ultrasound in medicine* 的 "Very high frequency (13 MHz) ultrasonographic examination of the normal neck: detection of normal lymph nodes and thyroid nodules"。

Ying 等 1996 年发表于 *Journal of ultrasound in medicine* 的 "Sonographic appearance and distribution of normal cervical lymph nodes in a Chinese population"。

Ying 和 Ahuja 2002 年发表于 *Journal of ultrasound in medicine* 的 "Gray scale and power doppler Sonography of normal cervical lymph nodes：comparison between Chinese and white subjects"。

第二、第三个文献研究的对象为中国人和白种人，两者进行对比。在中国香港做的流行病学调查，第三个研究是将白种人和中国人各 20 例健康人的总共近 400 个淋巴结进行统计，年龄是 30 ~ 50 岁，结论是两组无差异，但淋巴结在不同部位的大小是有差异的（表 3-20-1）。

表 3-20-1　颈部不同区域正常淋巴结的大小

| Region（部位） | White（白种人） | Chinese（中国人） |
|---|---|---|
| Submental（颏下） | 0.31 ± 0.12 (6) | 0.35 ± 0.10 (8) |
| Submandibular（颌下） | 0.62 ± 0.19 (32) | 0.60 ± 0.16 (46) |
| Parotid（腮腺） | 0.37 ± 0.10 (30) | 0.37 ± 0.11 (30) |
| Upper cervical（上颈部） | 0.52 ± 0.15 (43) | 0.54 ± 0.16 (35) |
| Middle cervical（中区） | 0.26 ± 0.06 (12) | 0.21 ± 0.02 (6) |
| Posterior triangle（颈后） | 0.31 ± 0.12 (58) | 0.27 ± 0.09 (7) |

注：如 0.31 ± 0.12 (6) 表示淋巴结大小为（0.31 ± 0.12）cm，数量为 6 枚。

由表可见，健康成年人的颈部淋巴结以颌下区最大，这可能与该部位的淋巴结常受口腔和咽喉部的感染刺激有关。若不分区域，95% 以上的淋巴结短径均 < 0.8 cm。而颈后区和中颈部的淋巴结 < 0.5 cm。这或许提示我们对不同部位的淋巴结应

有不同的正常值标准，但实际操作起来不太容易。

以下两个研究建议阈值上限为 0.5 cm。

Hajek 等 1986 年发表于 *Radiology* 的 "Lymph nodes of the neck：evaluation with US"。

Solbiati 等 1992 年发表于 *Radiologic Clinics of North America* 的 "Ultrasonography of the neck"。

上述的流行病学调查对象也都是成年人颈部的淋巴结。

可见，没有一个阈值是完美的，阈值定的高了，优点是不容易将正常的淋巴结误报，缺点是会造成一些漏诊。

◆以 0.8 cm 作为界值（图 3-20-1，图 3-20-2）。

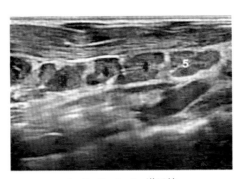

1、2、3、4、5：淋巴结

**图3-20-1 颈部淋巴结核彩色多普勒声像图**

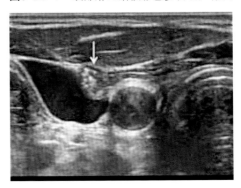

转移的小淋巴结（箭头）

**图3-20-2 PTC颈部转移淋巴结声像图**

图 3-20-1 是儿童颈部的淋巴结核，若以 0.8 cm 作为界值，这些淋巴结径值都达不到，但这种串珠样排列的淋巴结显然不是正常现象。

图 3-20-2 是甲状腺全切术后（PTC），在颈动脉和颈内静脉之间的转移淋巴结，含微钙化，径值< 0.8 cm。实际上 PTC 的转移淋巴结中，很多都径值很小，容易漏掉。当然，这些转移的小淋巴结也不必过多干预，因为很多都处于惰性状态。

◆以 0.5 cm 作为界值。

如果以 0.5 cm 作为界值，情况更为糟糕，会将相当多的正常淋巴结误报而造成过度诊断和不当干预。如图 3-20-3 是正常的腋下淋巴结，其短径超过了 0.5 cm。

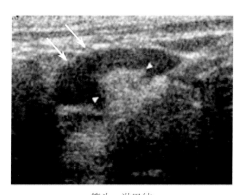

箭头：淋巴结

**图3-20-3　正常腋下淋巴结声像图**

所以说，敏感度和特异度始终是需要取舍的，一个淋巴结的大小，只不过是其诸多征象中的一个，没有那么重要（如果是已经确诊的病灶，动态观察其大小的变化，可以帮助评估治疗效果或疾病的演变，可另当别论）。如果在漏报和误报之间，鱼与熊掌不可得兼，但哪是熊掌哪是鱼，这个就仁者见仁智者见智了。笔者工作中倾向于将短径 0.7 作为上限，低于这个界值，如果扫查到的是散在的淋巴结，通常不做描述，干脆就一句话："未见异常淋巴结"。

　　淋巴结的形态是否是细长形，要从扫查到最大径的切面来判断，如图3-20-4A，图3-20-4B是同一个淋巴结，图3-20-4A显示为接近类圆形，但图3-20-4B才是客观的形态：细长形。

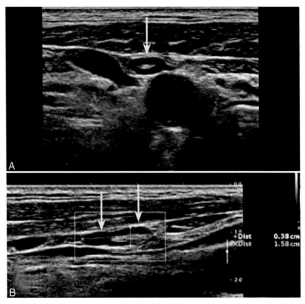

A.二维超声示接近类圆形的淋巴结（箭头）；B.彩色多普勒超声示细长形的淋巴结（箭头）

**图3-20-4　正常颈部淋巴结声像图**

# 第二十一节　猜猜看：首先考虑是淋巴瘤还是转移性淋巴结

　　本节提供几例有病理结果的淋巴结病例，均为浅表的无痛性淋巴结。综合各例的声像图表现，这几例均呈现比较典型的恶性特点。

　　请你猜猜：其中哪些要首先考虑淋巴瘤？还有哪些首先考

虑转移淋巴结？从处理流程上二者有哪些区别？怀疑淋巴瘤要做组织学活检及免疫组化。怀疑转移的淋巴结，如果已经有明确的原发灶病理，可不做穿刺，或者已明确它是转移的，做细胞学活检就可以。如果还不知道原发灶，要做组织学活检以帮助提示组织来源，并建议进一步通过合适的影像学手段寻找原发灶。

　　**病例 1**　双侧颈部Ⅲ区、Ⅴ区淋巴结，部分相互融合（图 3-21-1）。

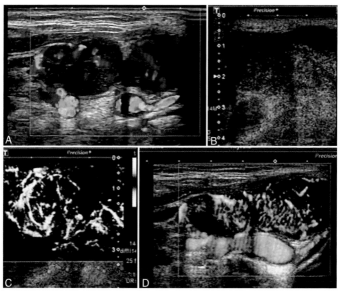

A.彩色多普勒声像图；B、二维声像图；C、D.超微血管成像。双侧颈部Ⅲ区、Ⅴ区淋巴结，部分相互融合

**图3-21-1　双侧颈部声像图**

　　**答案**　病理结果为鼻咽癌鳞癌的转移淋巴结。

　　CDFI 为周围型血流走行，通常考虑恶性，在图 3-21-1B 的灰阶超声示相邻两个淋巴结，回声不均匀，后缘与周围组织分界不清，右侧淋巴结回声较高（略高于肌肉和脂肪），有明显的无血流区，这些更支持转移淋巴结。淋巴瘤一般显示与周围软组织非常锐利的界限。SMI 更能真实显示血流分布特点，呈"抱球样"血流，为包膜下滋养血管发出的大量向心性分支，这种是典型的转移淋巴结的表现，也可见于淋巴瘤。有些转移淋巴结为乏血流，在 PTC 来源的转移淋巴结中最常见。该例淋巴结血供丰富，说明目前的肿瘤状态为生长活跃。在放疗、化疗过程中动态观察可判断治疗效果。

**病例2** 双侧颈部、腹股沟均见多发肿大淋巴结，部分病灶如图 3-21-2 所示。

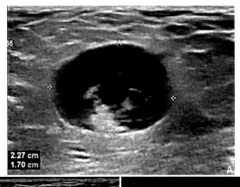

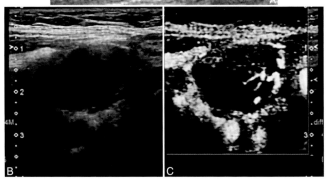

A.灰阶超声示肿大淋巴结；B、C.超微血管成像示血流分布和走行

**图3-21-2** 双侧颈部、腹股沟肿大淋巴结声像图

**答案** 病理结果示非霍奇金淋巴瘤。

灰阶超声示淋巴结回声极低、有残缺不全的淋巴门,这种特点在淋巴瘤中很常见,颈部的转移淋巴结中有残留淋巴门的很罕见,部分乳腺癌的腋窝转移可以见到这种偏心的淋巴门。该例的重点是包膜下血流和门型血流共存,这是一部分淋巴瘤病例非常鲜明的特点。

**病例3** 颈部Ⅳ区及锁骨上窝的两个淋巴结(图3-21-3)。

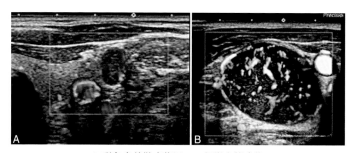

A.彩色多普勒声像图;B.超微血管成像

**图3-21-3** 颈部Ⅳ区及锁骨上窝淋巴结声像图

**答案** 肺癌转移淋巴结。

图3-21-3A中虽然淋巴结很小,但出现前后径大于横径的形态,比较少见。其他特点与病例1类似。

**病例4** 颈部淋巴结彩色模式的超微血管成像和仿造影模式的超微血管成像(图3-21-4)。

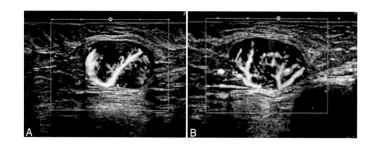

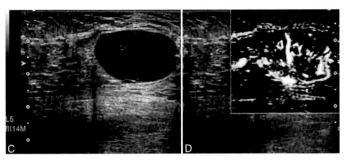

A、B.彩色模式；C、D.仿造影模式

**图3-21-4** 颈部淋巴结超微血管成像

**答案** 淋巴瘤。

回声极低，边界呈刀削样，血流特征更加典型。淋巴瘤血流可出现类似门型血流，但是多中心来源的表现，这不是中央门型血流，应注意鉴别。

# 第二十二节　淋巴结超声术语：matting，conglomeration，agglomeration及fusion

对于 matted lymph nodes 的译文，应该先了解 matting 的含义和声像图界定，才不致剑走偏锋。笔者认为，译文应首先追求准确，在此基础上才可兼顾生动或形象，而不是相反。

Matting（或 matted LNs）是英文文献中描述淋巴结超声征象的常用术语，它通常是表述淋巴结的排列（arrangement）或分布（distribution）的特征，与它对立的词是 separate 或 separation。在不同的研究中，还有几种不同的叫法，但意思相近，比如 conglomeration，agglomeration，fusion 等，大体的意思是多个淋巴结粘在一起，反义的表述是"分离的，散在的"，用以鉴别诊断。

Matting 这一征象，在结核、传染性单核细胞增多症、川崎病、菊池病等的受累淋巴结中出现的比例都很高，在淋巴瘤、转移性淋巴结、化脓性细菌性淋巴结、猫抓病、castleman 病、LCH、Rosai-Dorfman 病（罗 - 道病）等均可出现，但比例比前者低，因此，它的鉴别诊断的价值应结合其他征象综合应用。

用来描述淋巴结特点的其他征象还有 size( 径值 )，shape( 形态，长短径比值 )，echotexture（回声均匀性），echogenicity（回声强度），hilum（门结构），border，vascularity patterns 等，这些术语都好理解和翻译。而 matting 却不太容易找到理想的译文。按惯例，每项研究中作者都会给出各个征象的定义，我们不妨先看看文献中给 matting 这个词下的定义。

◆ 20 年前中国香港学者的一项致力于鉴别淋巴结核和转移淋巴结的研究（Mphil 和 Anil，1998）较早提到 matting 这一概念，该文给出的定义是：Matting was considered to be clumping of multiple abnormal lymph nodes with no normal soft tissue between them。据此界定，matting 在 47 例淋巴结核和 22 例转移性淋巴结的出现率分别为 59% 和 8%。按字面解释，该研究 matting 的含义是多个淋巴结簇状聚集，相邻两病灶之间零距离接触而无其他软组织，并给出了声像图范例（图 3-22-1 ）。

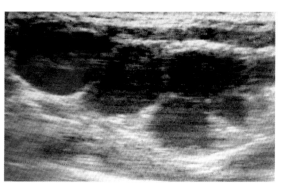

matting lymphnodes

图3-22-1 淋巴结核声像图

◆ 2012 年中国台湾的一项研究，其目的是超声鉴别菊池病和恶性淋巴瘤，文中也应用了 matting 这个征象（Lo 等，2012），定义是：The nodes were considered matted when a number of lymph nodes were clustered together。该界定与前述类似但略宽泛，也是多个淋巴结聚集成群。据此，菊池病（76 例）和淋巴瘤（28 例）符合该征象的分别为 55.5% 和 31.5%，菊池病的敏感度较高，并提供了 matted lymph nodes 的声像图范例（图 3-22-2）。

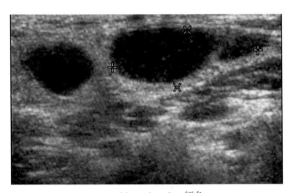

matted lymphnodes 征象

**图3-22-2　菊池病声像图**

◆ 2014 年笔者的一项研究，旨在对传染性单核细胞增多症的超声表现进行分析，也采用了 matting 这一征象并给出了定义：Matting was defined as partial or complete disappearance of a borderline echo between LNs（Fu 等，2014）。

我们对 matting 的界定是相邻淋巴结之间的界线部分或全部消失。据此，传染性单核细胞增多症病例中 83% 具有这一征象，淋巴结核中占 76%，细菌性淋巴结炎占 40%，淋巴瘤 17%，但颈部双侧 matting 在传染性单核细胞增多症中占 66%，而本组研究样本中结核病例没有。我们给出的图像范例为图 3-22-3。

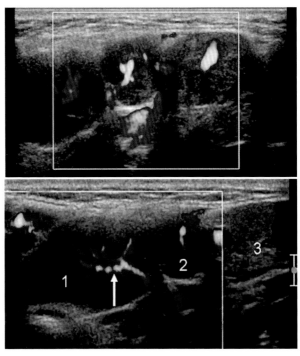

双侧颈部之matting LNs（箭头）；1、2、3：淋巴结

**图3-22-3** 传染性单核细胞增生症彩色多普勒声像图

按字面解释，matting 和融合（fusion）的意思接近。

◆ 2016 年韩国的一项研究，对象为菊池病和转移淋巴结患者，也应用了 matting 征象进行鉴别，定义为：Matting was determined as the clumping of lymph nodes with suspicious features and disruption of the nodal border（Baik 等，2016）这一定义与前述第三项研究几乎等同。据此，matting 在 48 例菊池病和 100 例转移淋巴结的敏感度分别为 95.8% 和 86%。但以笔者的工作经验，这一数据的可靠性非常可疑。其转移淋巴结的 matting 出现率之高与前述中国香港的研究结果大相径庭（后者只有 8%），而我自己更认同中国香港和中国台湾的数据。韩国研究者给出的声像图范例为图 3-22-4。

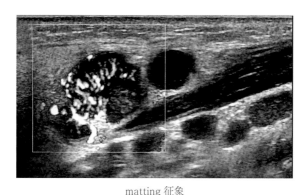

matting 征象

**图3-22-4　菊池病彩色多普勒声像图**

◆最近的一项研究对象为儿童菊池病患者（Kim 等，2017）使用的是另一个术语 conglomerated，其相反的术语是 multiple separated。结果是：儿童菊池病 conglomerated 和 multiple separated 分别为 68% 和 32%，颈部淋巴结单侧分布的占 86%（与前述的传染性单核细胞增多症很不同），该研究提供的声像图范例为图 3-22-5。

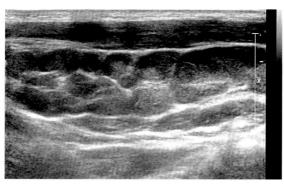

conglomerated lymph nodes

**图3-22-5　菊池病声像图**

从图像看，conglomerated lymph nodes 与 matting LNs 类似，也高比例出现于儿童的菊池病淋巴结病变。

◆韩国的另一项研究旨在对菊池病和淋巴结核鉴别，样本较大（Inseon 等，2015），也使用了 Conglomeration 这一术语，定义为：Conglomeration was defined as clustering of at least three lymph nodes resembling a bunch of grapes。意思是：至少 3 个淋巴结聚集成葡萄样。据此定义，淋巴结核（77 例）和菊池病（135 例）发生率分别为 30% 和 18%（图 3-22-6）。

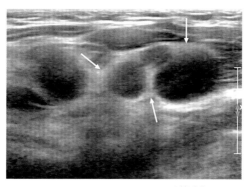

Conglomerated cervical LNs（箭头）

**图3-22-6　菊池病声像图**

◆2011 年韩国学者发表于 *Ultrasound Med*（Yoo 等，2011）的一项研究，聚焦于菊池病的声像图，也使用了 Conglomeration 这一征象，定义为：Conglomeration was defined as clustering of lymph nodes。该文没有提供图片，令人意外的是，175 例菊池病中只有 5 例符合这一界定，这和前述第 4 项同样是韩国人的研究提示菊池病有 95% 出现 matting 征象，形成两个极端。

◆一项日本的研究（Nozaki 等，2016），目标是川崎病淋巴结和细菌性淋巴结炎鉴别，用了 cluster of grapes appearance 这一术语，其相反的征象描述为 a single dominant node，据此，"葡萄串征"在川崎病和细菌性淋巴结炎中的发生率分别为 64% 和

32%，该研究给出了声像图范例（图 3-22-7）。

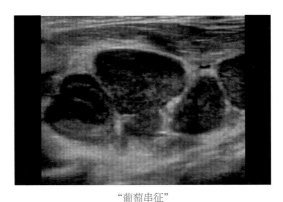

"葡萄串征"

**图3-22-7** 川崎病淋巴结声像图

◆ 2002 年，日本学者发表于美国儿科学杂志的一篇论文
（Tashiro 等，2002），最早提及川崎病淋巴结病变的超声特征，
也使用了 cluster of grapes 来表述，22 例样本均为这一表现，而
且是单侧。该研究给出了声像图范例（图 3-22-8）。

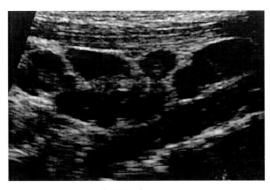

*cluster of grapes*

**图3-22-8** 川崎病的淋巴结病变声像图

综上所述，笔者认为 matting 或 matted lymph nodes 应该是簇状排列、聚集成串或葡萄样的意思。鉴于我们在描述 PTC 的微钙化时，常用"簇状聚集"这样的表述，可以借鉴（图 3-22-9）。

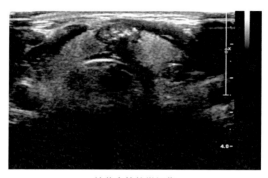

结节内簇状微钙化

**图3-22-9** 甲状腺峡部结节声像图

笔者曾用"融合生长"来表述淋巴结的 matting 这一征象（傅先水等，2015）。

# 第二十三节 浅表淋巴结之猜猜看及答案；兼谈菊池病的超声诊断思路

**病例** 患者男性，24 岁，低热约 1 周，颈部触及淋巴结并伴轻触痛。血常规示白细胞略低，余指标正常。红细胞沉降率（erythrocyte sedimentation rate，ESR）略高（> 50 mm/hr）。超声检查示单侧颈部 Ⅰ 区、Ⅱ 区发现多个肿大淋巴结。选取多个病灶声像图（图 3-23-1）。

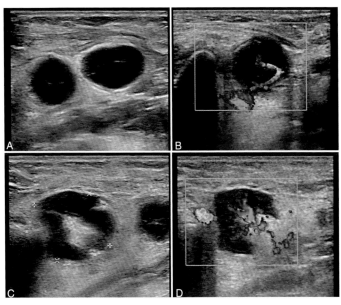

A、C.二维声像图；B、D.彩色多普勒声像图

**图3-23-1** 该患者颈部淋巴结声像图

你认为上述病例良性可能性大，还是恶性可能性大？你想到几种可能的病理诊断？最可能的病理诊断是什么？

**答案** 活检病理结果示组织细胞坏死性淋巴结炎（菊池病）。

淋巴结病变的诊断思路：淋巴结病变的病理种类很多，应先根据特点锁定其中一些，再用排除法进一步缩小范围。

◆灰阶声像图既有融合的淋巴结，也有散在的肿大淋巴结，前者门结构消失，后者门结构可见，同时皮质区增厚使得门结构的比例＜50%（厚度），上述表现可出现于淋巴结核、炎性淋巴结，以及病程短和早期的淋巴瘤。

◆患者白细胞水平略减低，ESR升高，这些虽然没有特异度，但基本不支持细菌性淋巴结炎的诊断。如果淋巴结内有大比例的液化、钙化、串珠样排列、包膜下碎片样高回声（代表干酪样物质）等，则更指向淋巴结核，该病例没有此类征象，还不能除外淋巴结核，但诊断应更倾向于炎性淋巴结和淋巴瘤。这时可行 PPD 实验，强阳性应考虑结核可能大，弱阳性没有太大帮助，阴性则结核可能性很小。

◆触痛的症状不太支持早期淋巴瘤的诊断。但如果在患淋巴瘤抵抗力下降时可合并病毒等感染，触痛也可发生。

◆受累淋巴结均呈中央门型血流分布，且没有探及其他来源的血流，基本可排除恶性淋巴结（探测血流的走行应该注意扫查技巧和仪器设置，避免假阳性和假阴性）。因此，该病例淋巴瘤可能性很低。

◆菊池病有一个鲜明的特点，就是间质细胞向淋巴结邻近脂肪组织浸润，造成周围水肿。最早由 CT 检查方面的研究发现该征象，随后很多超声检查方面的研究也发现了这一特点。描述的术语不同，诸如 hyperechoic rims，thick hyperechoic zone，increased perinodal echogenicity，perinodal fat swelling 等，说的意思大体相同，就是有一个很厚的包膜，或结节周围脂肪回声增强（图 3-23-2）。

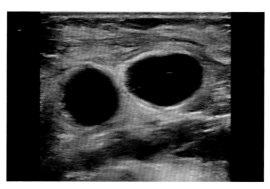

**图 3-23-2**　菊池病声像图

再看另一个经穿刺活检证实的菊池病病例，该患者没有触痛症状，且血常规结果正常（图3-23-3）。

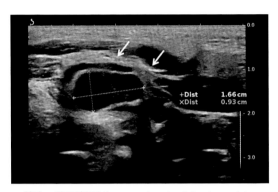

箭头：淋巴结周围increased perinodal echogenicity

**图3-23-3　菊池病声像图**

"亮环"这个名称很容易记忆，但可能造成误读。比如图3-23-4的正常淋巴结的包膜也很"亮"，因而用"周围组织水肿，回声增强"来描述更严谨一些。

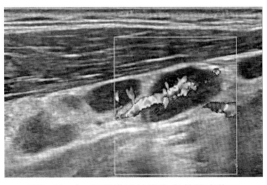

**图3-23-4　正常淋巴结彩色多普勒声像图**

需补充的是，第一，increased perinodal echogenicity 是提示菊池病的一个有价值征象，但在淋巴结核病例中也常出现（Inseon 等，2015）（图 3-23-5）。

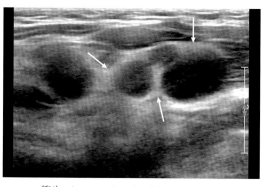

箭头：increased perinodal echogenicity

**图3-23-5**　淋巴结核声像图

因此，结节周围水肿对于诊断菊池病的特异度，受到结核的影响。文献报道这一征象对菊池病和结核的敏感度接近，分别为 76% 和 74%。

第二，另一项研究揭示菊池病在病理学上分为以组织细胞增生性为主和以组织细胞坏死性为主两类，淋巴结周围水肿这一征象在两类的敏感度分别为 43% 和 93%（Yoo 等，2011）。因而不同的菊池病患者出现这一征象的敏感度有差异，也就是说很多菊池病并不出现这一特点。但不管怎么说，具体到我们的"猜猜看"这一病例来说，由于有结节周围水肿，我们可不再考虑淋巴瘤，也不怎么考虑其他恶性可能，但还是不能除外结核。

◆淋巴结核只有极少数会出现单一来源的、中央门型血流。因而该例的血流表现使得结核的可能性进一步降低。

在最近韩国的一项研究中报道：77 例淋巴结核，78% 为乏血供型，表现为无血流或稀疏的点状血流，16% 为位移的门型血流，只有 6% 的结核为中央门型血流，这是因为淋巴结核很易发生液化性坏死（Inseon，2015）（图 3-23-6，图 3-23-7）。

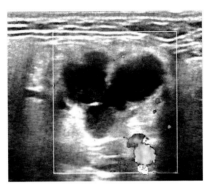

乏血供，亦有increased perinodal echogenicity

**图3-23-6** 淋巴结核彩色多普勒声像图

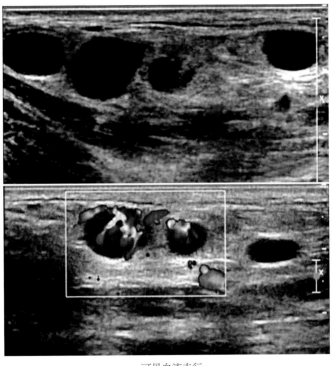

可见血流走行

**图3-23-7** 菊池病彩色多普勒声像图

菊池病淋巴结绝大多数均可显示单一来源的、中央门型血流（＞85%）。

◆至此，我们的诊断更加倾向菊池病，此类患者中一部分可以出现白细胞减低和ESR升高。由于此病为良性的自限性疾病，通过观察或对症治疗，大多可痊愈，不必都立即做穿刺。虽然此病好发于青年女性，但Kim等2017年发表的一篇文献提示在儿童中也不罕见，对于儿童来说，穿刺时的麻醉和患儿的依从性难度更大。

◆菊池病还有一个以往被忽视的特点，就是受累淋巴结多，而径值小。来自中国台湾的一些研究显示：21例菊池病的首检137个淋巴结的短径（6.5±2.3）mm，长径（13.4±5.1）mm，很少有菊池病径值＞3 cm（Lo等，2012）。这点和其他病毒性淋巴结炎，如传染性单核细胞增多症不同。

小结：菊池病声像图特点

◆病灶多而小。

◆即使在同一个患者身上，在受累和触痛的淋巴结中，淋巴门存在和消失的同时并存。

◆淋巴结周围脂肪水肿。

◆中央门型血流为占绝对优势的主流表现（区别于结核、淋巴瘤）。

不管该淋巴结在灰阶声像图上有无门结构表现，以下表现虽然没有指向性，但可参考：①多数有发热；②白细胞不高，一部分减低；③年龄；④其他鉴别：传染性单核细胞增多症病多为双侧分布，双侧融合，年龄多为儿童，成年人偶发。血常规检查和EB病毒抗体检查可协助诊断。即使一时难以鉴别，二者皆为良性自限性疾病，处理方式相似。

最后，分享几例菊池病病例（图3-23-8，图3-23-9）。

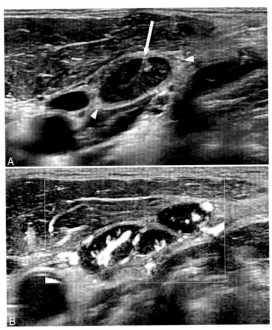

A.二维声像图；B.彩色多普勒声像图。短箭头：thick hyperechoic zone，长箭头：淋巴结

**图3-23-8 菊池病声像图**

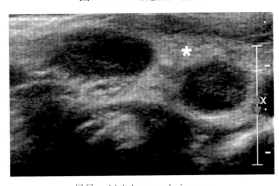

星号：thick hyperechoic zone

**图3-23-9 菊池病声像图**

# 第二十四节 淋巴结病变的超声评估对早期诊断川崎病的意义

川崎病（Kawasaki disease）又称皮肤黏膜淋巴结综合征，最早在 1967 年由日本医生 Tomisaku Kawasaki 首次报道，目前病因仍未明确，是一种多系统血管炎症候群，主要累及中型管径（medium-sized）及以下的血管，可能与某种异常免疫反应有关，有一定的基因易感性（genetic susceptibility）。美国的流行病学资料显示该病 80% 以上发生于 5 岁以下儿童，平均年龄 1.5 岁。该病年发病率美国为 19/10 万，而日本的数据是 124/10 万。每年的一月至三月发病最多，提示发病可能与环境因素有关。

川崎病最大的风险是心血管系统并发症，少数可由于冠状动脉瘤破裂或发生心梗而致猝死。未经治疗或延误治疗患者的病死率为 1%～2%，及时治疗者的病死率为 0.17%，该病有效的治疗方案包括早期经静脉应用丙种球蛋白和大剂量阿司匹林，顽固性病例或使用上述药物效果不显著者可加用类固醇药物。

因此，该病的早期诊断和早期应用免疫球蛋白，对于降低猝死率十分关键，但遗憾的是诊断只能依赖临床表现，没有特异性实验室检查方法，超声心动图阳性表现虽然对诊断很有帮助，但对很多病例这时再用药物往往太晚。美国心脏病学会推荐的诊断标准是依赖于综合的临床表现。

持续发热 5 天及以上，并伴有下列 5 项中的 4 项者，可诊断该病并及早用药（图 3-24-1）（Saguil 等，2015）。

◆口腔及口唇表现：口唇开裂、红斑，草莓舌。

◆躯干皮疹。

◆手足红斑（2～3 周后蜕皮）。

◆眼部：双侧非化脓性结膜炎。

◆颈部淋巴结肿大（触诊＞1.5 mm），通常为单侧。

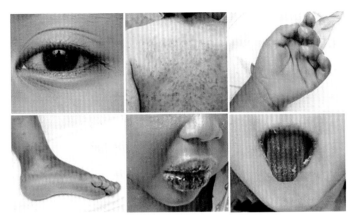

图 3-24-1 川崎病实物图

也有主张有经验的医生可在发热第 4 天伴有上述表现时做出诊断，旨在尽早用免疫球蛋白和阿司匹林减少心血管并发症及猝死率。由于上述表现中的单独 1 条或数条与其他疾病的表现重叠，因此，早期诊断并不总是一件容易的事。

约有 10% 的病例为非典型表现型［incomplete（atypical）disease］，即不能满足上述的诊断标准，这部分病例的早期诊断更难。有些患者是以发热伴颈部淋巴结肿大为首发的表现，同时也可出现白细胞增高或正常，这和急性细菌性淋巴结炎及病毒性淋巴结肿大（如传染性单核细胞增多症）的鉴别就更为迫切，有文献报道该病被误诊或延误治疗的病例中，80% 属于此类表现（Kanegaye 等，2013）。这时，超声评估淋巴结如能提供诊断信息或诊断思路，对患儿缩短观察期，避免由于延误治疗造成并发症就很有价值。

目前只检索到 2 篇文献谈及该病所致的淋巴结肿大之超声表现（Nozaki 等，2016 和 Tashiro 等，2002），概括有以下表现。

超过 64% 的病例肿大淋巴结融合成葡萄样，彼此大小一致，而且观察病例中没有液化性坏死。这一表现使之与小儿急性细菌性淋巴结肿大鉴别有帮助，后者更多表现为一个优势的肿大淋巴结（68%），常有部分液化甚至呈化脓性征象。川崎病淋巴结与周围组织分界清晰，细菌性淋巴结炎境界模糊常见。绝大多数（88%）川崎病肿大淋巴结内部均匀，而细菌性淋巴结内部不均匀者比例较高。

综合上述表现，声像图可提供一些诊断思路。避免或减少不必要的应用抗生素延误病情。

图3-24-2来自Nozaki等的研究，图3-24-3和图3-24-4来自Tashiro等的研究。

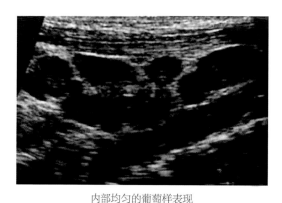

内部均匀的葡萄样表现

**图3-24-2** 川崎病的肿大淋巴结声像图

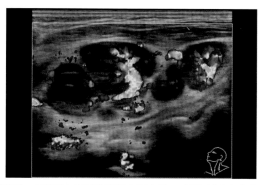

葡萄样，但被膜与周围软组织分界清晰，可见门型走行的血流

**图3-24-3** 川崎病淋巴结彩色多普勒声像图

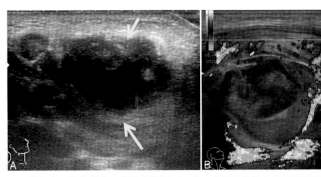

A.二维超声示边缘模糊,有液化性坏死,有一个优势的肿大淋巴而不呈现葡萄样(箭头);B.彩色多普勒超声示边缘模糊,有液化性坏死,有一个优势的肿大淋巴结(箭头),且门型血流位移至被膜下

**图3-24-4** 小儿细菌性淋巴结炎声像图

川崎病的发病年龄,发热及肿大淋巴结表现与病毒性感染,尤其是儿童常见的EB病毒引起的传染性单核细胞增多症的表现也很相似。笔者对川崎病淋巴结没有经验,但观察过30多例传染性单核细胞增多症患者,事实上,传染性单核细胞增多症的淋巴结声像图与川崎病很相似,也可融合成类似葡萄样表现(淋巴结核也可以有此表现,但结核内部不均匀,常有钙化、液化等其他征象)(图3-24-5)。

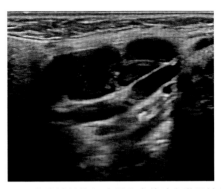

**图3-24-5** 传染性单核细胞增多症的肿大淋巴结声像图

鉴别传染性单核细胞增多症和川崎病的要点如下。

◆传染性单核细胞增多症常有血常规的异型淋巴细胞增高（＞10%），淋巴细胞比例增高（＞50%），EB病毒抗体检查虽然对传染性单核细胞增多症也很有帮助，但川崎病强调的是早期诊断。

◆声像图表现，传染性单核细胞增多症及病毒性淋巴结常见到淋巴结门内部有回声减低区，即"门中门征"（在强回声门结构内出现低回声的结构，好似在强回声的门内出现一个低回声的门结构，这种现象称为"门中门征"）此征象具有鉴别意义（图3-24-6）。

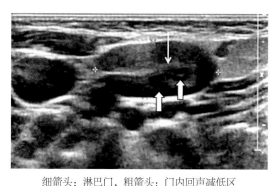

细箭头：淋巴门，粗箭头：门内回声减低区

**图3-24-6** 传染性单核细胞增多症淋巴结病变声像图

◆最重要的是，几乎所有传染性单核细胞增多症淋巴结都是颈部双侧分布，双侧融合。而无论是超声方面还是CT方面的文献均提到川崎病多是单侧淋巴结肿大。而且CT常发现川崎病患者部分表现为单侧颈部咽后水肿（retropharyngeal edema），这一发现对诊断很有特异性。川崎病淋巴结肿大很少在Ⅳ区发生，对于为什么川崎病的淋巴结为单侧发生，且不出现于Ⅳ区，原因未知，有作者推测可能与感染路径和淋巴引流有关（原文：it may be related to the infection pathway and lymph drainage）。

综上所述，通过耐心细致的声像图分析，结合血常规检查，超声对于早期提示川崎病的诊断思路是有帮助的。

## 第二十五节　猜猜看及答案分析：反复发作的皮疹及迁延不愈的肿大淋巴结——朗格汉斯细胞组织细胞增生症

　　**病例**　患者中年女性，反复发作的皮肤瘙痒及散在的皮疹，不隆起于皮肤。皮疹直径约 0.2 cm，局部色素沉着，无出血点。同时因瘙痒挠抓，使颈部淋巴结肿大。就诊于皮肤科，查血常规示正常，结核菌抗体阴性。给予消炎药物配合中医中药治疗，自诉淋巴结有时缩小。1 年来皮肤瘙痒反复发生，颈部淋巴结肿大不愈。看完下列声像图后，请猜一猜该患者的诊断。

　　2011 年 5 月 11 日第一次超声检查（图 3-25-1）。

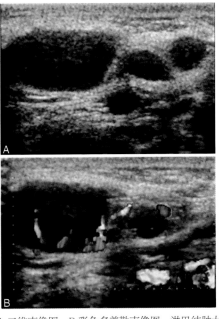

A.二维声像图；B.彩色多普勒声像图。淋巴结肿大

**图3-25-1　颈部淋巴结声像图**

对症治疗1年后，患者感原部位淋巴结较前增大（图3-25-2）。

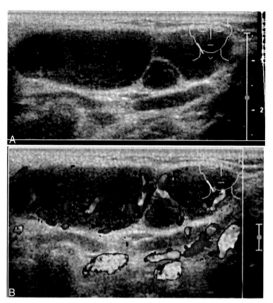

**图3-25-2** 颈部淋巴结彩色多普勒声像图

5周后（2012年7月12日），再次复查（图3-25-3），淋巴结继续增大。注意淋巴结内部回声、回声特点及血流走行。

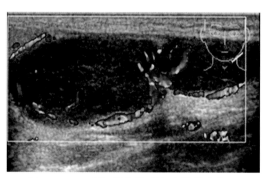

**图3-25-3** 颈部淋巴结彩色多普勒声像图

因患者拒绝活检，发病的1年内做过10余次超声检查，请根据上述三个时间点的声像图猜猜病理诊断。

【答案】

发病 1 年后，在超声引导下对随诊的颈部淋巴结进行粗针穿刺组织学（图 3-25-4）。

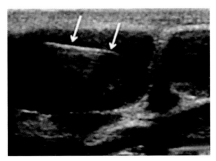

**图3-25-4** 颈部淋巴结声像图

病理：（淋巴结）形态学及免疫组化结果符合 Langerhans 细胞组织细胞增生症。CD1a（＋），S100（＋），Langerin（＋），CD23（树突细胞）（＋），Ki67（＋），约 5%。

讨论：LCH 是一组由朗格汉斯细胞为主的组织细胞在单核-巨噬细胞系统广泛增生浸润为基本病理特征的疾病，至今未明确病因和发病机制。本病较罕见，儿童发病率 3/100 万～5/100 万，成年人发病率更低，为儿童的 1/3。LCH 在病理上的诊断依据：病变细胞的免疫组化 CD1a 单抗染色阳性为诊断的重要依据，免疫组织化学染色 S-100 神经蛋白（Neuroprotein）阳性。电镜下特征性表现是病变细胞内找到有 Birbeck 颗粒的 Langerhans 细胞。

Langerhans 细胞是一种树突状细胞（dendritic cell），后者分布于皮肤和黏膜，包括皮肤表皮及口腔、鼻腔、肺、胃与肠的内层。在皮肤内的树突状细胞称为 Langerhans 细胞。组织中的树突状细胞具有捕捉和处理抗原的活性，它能高效地摄取、加工处理和递呈抗原，对于皮肤感染起到保护作用。未成熟树突状细胞具有较强的迁移能力，它们被活化时，可移至淋巴组织中与淋巴细胞互相作用，以刺激与控制适当的免疫反应。在上节介绍的病例中，病变就是从皮肤迁移到淋巴结。在骨骼和其他脏器的检查中未见异常。

在 LCH 中，由于生产出了过多的 Langerhans 细胞，会导致皮肤、骨骼和其他器官的损伤。本病好发于骨、肺、肝、脾、骨髓、淋巴结和皮肤等部位。

有关 LCH 的性质，即它是反应性的（reactive）、感染性的（inflammatory）还是肿瘤性的（neoplastic），至今观点无法统一，其原因在于不同患者的临床表现十分的庞杂。在正式命名前，该病称为组织细胞增生症 X（Histiocytosis X，HX）。1985 年国际组织细胞协会（Histiocyte Society，HS）将 Histiocytosis X 命名为 LCH，1997 年 WHO 疾病分类将 LCH 归类到树突状细胞疾病谱。

LCH 患者中，有些人的症状可自行消退，有些长期处于惰性状态。单就病变细胞的形态学角度来说，langerhans 细胞镜下无论是细胞形态还是核形（karyotypes）均呈良性表现。但一部分患者则可在临床上表现为进展性甚至是播散性的，甚至是致命性的转归。例如，LCH 中发病最严重的一种勒雪病（Letterer-Siwe disease），患者主要为 3 岁以下幼儿，表现为全身多部位、多系统广泛受累，即使接受化疗其 5 年生存率仍低于 50%。而成年 LCH 患者中，有报道约有 40% 的病例，尤其是单部位单系统（single-system single site LCH）受累者，是可以采取"等等看"（"wait-and-see" approach）的处理方式（Arico等，2003）。

下表列出 LCH 的分类及处理供参考（Stockschlaeder 和 Sucker，2010）（表 3-25-1）。

表 3-25-1　LCH 的分类

| 疾病分类 | | 分类特点 |
| --- | --- | --- |
| 单系统病变 | 局部（单个部位） | 单侧骨受累、孤立性皮肤受累、局部淋巴结受累 |
| | 多个部位 | 多发性骨受累、多灶性骨病（两个或两个以上不同骨骼的病变）、多部位淋巴结受累 |
| 中枢神经系统病变 | | 累及面骨、鼻窦、上颌骨或颅前窝或颅中窝（颞骨、乳突、蝶骨、筛骨、颧骨、眶骨）伴颅内肿瘤侵袭，不包括穹窿病变 |
| 多系统病变 | 低风险组 | 未累及易受累器官的播散性疾病（累及多个器官） |
| | 风险组 | 一个或多个易受累器官受累的播散性疾病 |

现在，回到我们遇到的这一病例。这一例 LCH 是皮肤迁移至淋巴结的，皮肤瘙痒及皮疹反复发作，病程长而温和，淋巴结肿大局限，全身器官包括骨骼和颅脑均累及，但超声随访淋巴结则呈进展性。更值得关注的是声像图表现和淋巴瘤几乎完全一样，也呈内部筛网状回声，血流为周围型，这些都符合恶性表现。动态随访发现，肿大淋巴结径值呈增大趋势，而且形态学上，有从椭圆形向类圆形转变的趋势。我们咨询过多个医院的血液科及病理科医生，均倾向于该病例属于免疫反应性非肿瘤性增生和恶性肿瘤性组织细胞增生疾患之间，折中的观点为低度恶性，后采用了温和的小剂量化疗。方案为依托泊苷＋长春地辛，配合泼尼松，效果极为理想。化疗效果令人满意，超声声像图又逆向转归：径值迅速缩小，形态学由类圆形变为椭圆形再变为细长形。

化疗前的最后一次超声检查如图 3-25-5 所示。

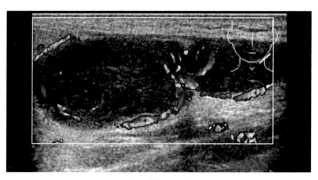

内部为筛网状结构

**图3-25-5**　LCH彩色多普勒声像图

2012 年 8 月第一次化疗结束后超声检查如图 3-25-6 所示。

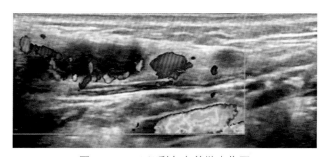

**图3-25-6**　LCH彩色多普勒声像图

2012 年 9 月，第 2 次化疗后超声检查如图 3-25-7 所示。

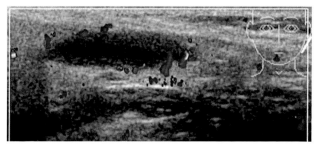

**图3-25-7**　LCH彩色多普勒声像图

2012 年 10 月，第 3 次化疗后超声检查如图 3-25-8 所示。

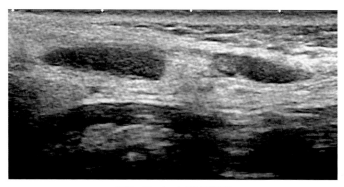

**图3-25-8** LCH声像图

至此，单从超声角度，原来的淋巴结病灶已经消退。但患者为求治疗彻底又接受一次酒精硬化治疗。淋巴结酒精固化后超声检查如图 3-25-9 所示。

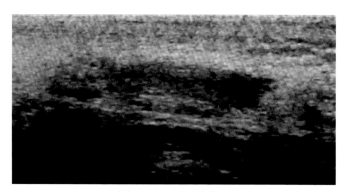

**图3-25-9** LCH声像图

**小结：** 由于 LCH 的病因、发病机制甚至疾病性质难以达成一致，给确诊后的处理策略带来很大纠结。因此，临床要根据具体的表现因人而异，就是根据受累位置、受累的系统，以及动态观察其演变而定。超声的密切随访是十分客观、便捷的观察手段。有文献报道，部分 LCH 的发病与白血病和淋巴瘤有相关性，本例的声像图呈现出来的"不均质微小结节型"表现，以往被认为是淋巴瘤的特异性超声征象，是巧合，还是预示某些关联，还不得而知。但可以肯定的是，LCH 对化疗的敏感度高于淋巴瘤。当然，由于 LCH 极低的发病率，发现内部呈"不均质微小结节型"的淋巴结，仍要首先考虑淋巴瘤而建议尽快活检，从统计学角度来看，几乎不影响该征象的诊断特异性。

总之，反复发作的皮疹和瘙痒及邻近淋巴结肿大，声像图类似淋巴瘤，要考虑到 LCH 的可能性。

附：朗格汉斯细胞和树突状细胞研究的前世今生。

1868 年，21 岁的波尔·朗格汉斯（Paul Langerhans）在人体皮肤组织内发现了一种形态像树枝样的细胞，并做了报道。由于其特殊的形态像神经突触，他误认为这是神经系统的一种细胞。100 年后，伯贝克在电镜下发现了这种细胞内的有特征性的颗粒，即被命名的伯贝克颗粒（Birbeck granule），在正式命名为 LCH 前，该病长期被称为组织细胞增生症 X（Histiocytosis X，HX）。1985 年 HS 将这类组织细胞增生症命名为 LCH，1997 年 WHO 疾病分类将 LCH 归类到树突状细胞疾病谱。

树突状细胞 "dendritic cells" 这一术语，是由加拿大科学家拉尔夫·斯坦曼（Ralph M. Steinman）于 1973 年发明的。当时斯坦曼才 30 岁。在其后的生涯中，他做出很卓越的研究成果。38 年后，2011 年 10 月 3 日，瑞典卡罗林斯卡医学院对外宣布，该年度诺贝尔生理学或医学奖授予加拿大科学家拉尔夫·斯坦曼，以表彰他在"树状细胞及其在适应性免疫系统方面作用的发现"取得的成就（同时获奖的还有两位科学家，三人共同的成就是"在人类免疫系统领域做出的独特发现"）。遗憾的是，诺贝尔奖评委会随后得知，拉尔夫·斯坦曼仅仅在 4 天前的 9 月 30 日因胰腺癌离世，享年 68 岁，荣誉只晚了一步，令人扼腕。值得安慰的是，4 年前的 2007 年，拉斯克医学奖授予了斯坦曼，该奖是医学界影响力仅次于诺贝尔奖的奖项，被认为是诺贝尔奖的风向标。斯坦曼被宣布获诺奖的 2011 年，我国的屠呦呦教授以 81 岁高龄荣获拉斯克奖，更为有趣的是，也是在获拉斯克医学奖 4 年后的 2015 年，屠呦呦成为我国第一个荣获诺贝尔生理学或医学奖的科学家，而这时的屠教授已近 85 岁。

　　注意：勿将朗格汉斯细胞（Langhans cell）和朗格汉斯巨细胞（Langhans giant cells）混淆，二者均以人名命名，Langhans cell 是以 Paul Langerhans 命名的，而 Langhans giant cells 是以 Theodor Langhans 命名的。朗格汉斯巨细胞广泛存在于肉芽肿性病灶内，尤其是淋巴结核，常是病理医生的诊断依据。

# 第二十六节　病例分享：木村病

　　**病例**　患者男性，29 岁，淋巴结肿大 9 年，迁延不愈，无痛性，有时呈发作性，时大时小。期间做过两次活检，两次病理结果一致。先看几个颈部淋巴结的声像图（图 3-26-1）。

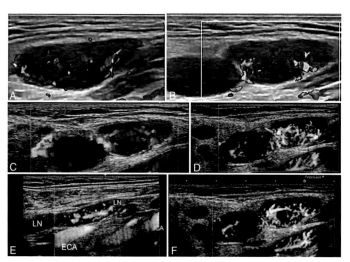

A、B.灰阶成像；C.彩色多普勒声像图；D、E、F.超微血管成像。LN：淋巴结，ECA：颈外动脉

**图3-26-1　颈部淋巴结声像图**

最近一次血常规检查见表 3-26-1。

表 3-26-1　血常规检查报告单

| 报告项目名称 | 结果 | 异常 | 单位 | 正常参考值 |
|---|---|---|---|---|
| 血小板总数（PLT）* | 299 | N | $10^9$/L | 100 ~ 300 |
| 血小板比容（Pct） | 0.29 | N | % | 0.15 ~ 0.32 |
| 平均血小板体积（MPV） | 9.9 | N | fL | 6.8 ~ 13.5 |
| 血小板平均体积分布宽度（PDW） | 10.9 | N | fL | 10 ~ 18 |
| 红细胞体积分布宽度（RDW-CV） | 11.9 | N | % | 11 ~ 15 |
| 白细胞总数（WBC）* | 11.74 | N | $10^9$/L | 4.0 ~ 10.0 |
| 淋巴细胞绝对值（Lym#） | 2.52 | N | $10^9$/L | 1.0 ~ 4.5 |
| 单核细胞总数（Mon#） | 0.76 | N | $10^9$/L | 0.2 ~ 0.8 |
| 中性粒细胞绝对值（Gm#） | 4.59 | N | $10^9$/L | 2.0 ~ 7.5 |
| 嗜酸性粒细胞绝对值（Eos#） | 3.81 | N | $10^9$/L | 0.05 ~ 0.3 |
| 嗜碱性粒细胞绝对值（Bas#） | 0.05 | N | $10^9$/L | 0.00 ~ 0.7 |
| 淋巴细胞百分比（Lym%） | 21.5 | N | % | 20 ~ 45 |
| 单核细胞百分比（Mon%） | 6.5 | N | % | 3 ~ 10 |
| 中性粒细胞百分比（Gm%） | 39.1 | L | % | 40 ~ 75 |
| 嗜酸性粒细胞百分比（Eos%） | 32.5 | N | % | 0.1 ~ 5 |
| 嗜碱性粒细胞百分比（Bas%） | 0.4 | N | % | 0 ~ 1.0 |
| 红细胞总数（RBC）* | 5.06 | N | $10^{12}$/L | 3.50 ~ 6.20 |
| 血红蛋白* | 163 | N | g/L | 120 ~ 180 |
| 红细胞比容（Hct）* | 47.4 | N | % | 35 ~ 54 |
| 平均红细胞体积（MCV）* | 93.7 | N | fL | 80 ~ 90 |
| 平均红细胞血红蛋白量（MCH）* | 32.2 | N | pg | 27.0 ~ 35.0 |

请分析一下上述声像图和其他信息，哪些征象倾向于恶性？哪些倾向于良性？考虑哪几种病？最有可能的是什么？

**答案：**木村病。

简单分析一下该病例的超声诊断思路和处理策略。淋巴结超声检查的目的，初诊时首先要鉴别良恶性，这是大的方向。根据我们已有的对淋巴结病的认识，单从声像图看，这些受累的淋巴结给我们提供了相互矛盾的一些信息。

第一，从形态上，多数淋巴结呈扁平型，L/S 约为 3，这一点不支持恶性。既往的很多文献和教科书都把 L/S=2 作为一个参考阈值，L/S ＞ 2 以良性反应性居多，反之则倾向于恶性。但这个界值的敏感度和特异度均不理想，因为很多淋巴瘤是椭圆形的（L/S ＞ 2），而很多病毒性或细菌性的淋巴结炎，甚至正常人颈部Ⅰ区和Ⅱ区的淋巴结也经常呈类圆形（L/S ＜ 2）。但如果我们以牺牲敏感度来换取特异度，当 L/S 达到 3 时，恶性的概率就很低了。因此，看到这种细长形的淋巴结，诊断良性比较可靠。

第二，从结构上来说，这些病灶基本都没有淋巴门，呈现均匀的低回声而且很低，这一点应该不除外淋巴瘤。转移淋巴结的回声多数比淋巴瘤略高一些，而且转移淋巴结几乎很少呈细长形，所以基本可除外转移（有些已经明确病理诊断的转移淋巴结，在接受放疗、粒子植入等治疗后可以变得扁平）。

第三，受累淋巴结的血流分布特点令人纠结，我们看到部分淋巴结为典型的中央门型血流，这通常很支持是良性反应性增生，也有一些表现为非常丰富的紊乱无序的血流特点，后者又可见于淋巴瘤和转移淋巴结，以及白血病的淋巴结内，有时也可见于一些肉芽肿性淋巴结增生。因此，我们还要考虑到其他可能性。

第四，病毒性淋巴结炎，也经常会呈现为淋巴门结构完全消失，比如在儿童期很常见的传染性单核细胞增多症，但根据笔者过去的一项研究，病毒性淋巴结炎一般都是中央门型血流，在 SMI 上更容易显示。当然也有少数传染性单核细胞增多症患者的年龄可以较大甚至有的 30 岁左右发病。血常规结果对病毒性和细菌性的鉴别有参考价值，该病例的血常规没有这方面的证据。另外，菊池病也可以呈现门结构消失，患者的年龄也是菊池病的好发年龄。但菊池病的淋巴结一般有小而多的特点，其本身自限性的特点很少发现肿大的比较夸张的淋巴结，且更多引起周围组织水肿，导致淋巴结周围的脂肪回声明显增强及出现很明显的"亮环征"。菊池病多呈典型的中央门型血流，该患者的特点不支持菊池病，年龄上基本可排除川崎病淋巴结炎。

第五，相邻淋巴结融合，以及门结构消失和形态特征，可以出现在淋巴结核中。但后者的血流多数不丰富，且该例患者病史已达九年，这些淋巴结没有一个发现液化性坏死，也没有一个有钙化，这些不支持淋巴结核的诊断。淋巴结核更多地表现为相互融合而且隔膜上血流分布，以及串珠样排列。当然多年迁延不愈的患者不能除外淋巴结核。

第六，患者的血常规检查示白细胞接近正常略高于参考值，单核细胞和淋巴细胞的总数和百分比正常，只有嗜酸性粒细胞的百分比高出上限5倍以上，这是嗜酸性肉芽肿的特点。因此，该患者应首先考虑木村病，淋巴瘤待除外（后者也几乎很少有细长形的淋巴结）。以往的文献证明，木村病的受累淋巴结常表现为良恶性混淆的声像图征象，既有紊乱的丰富血流，也有门型血流。该病在口服皮质激素类药物后可以缓解，但不易根除。木村病常侵犯腮腺，后者内常见实性结节，其特点与淋巴结相似。该病也可在肌肉软组织内出现肉芽肿性肿块，常引起肾小球肾炎而出现尿蛋白，常有血中免疫球蛋白增高。看看国外文献中的木村病淋巴结表现（图3-26-2）。

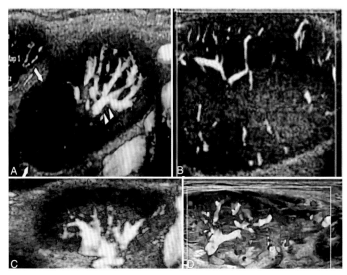

A、B、C.超微血管成像；D.彩色多普勒声像图

**图3-26-2　木村病患者肘部淋巴结声像图**

病理：（左肘部皮下包块）纤维脂肪组织中结节状淋巴组织增生，可见多量具有扩大生发中心的淋巴滤泡结构，滤泡间区纤维及小血管增生伴大量嗜酸性粒细胞浸润，局部形成嗜酸性微脓肿，符合木村病。

免疫组化标记：CD20（+），CD3（±），CD21（+），CD30（-），CD56（-），CD123（-），CD68（+），MPO（部分+），Bcl-2（+），S100（-），CD1a（-），Ki-67（+）。

考虑到寄生虫感染的致敏反应，以及IgG4相关性淋巴结病等，这样的思路也是对的，因为木村病也可能与某种免疫异常有关。笔者没有看到过寄生虫引起的过敏性淋巴结炎，但猜测也可能有类似的表现。

# 第二十七节　罕见病例分享：少见部位的木村病

　　木村病是一种少见的慢性炎性增生性异常。一般表现为头颈部皮下的无痛性包块，最好发于颈部Ⅰ区、Ⅱ区淋巴结。病理学表现为淋巴滤泡和血管内皮异常增生，外围血中大量嗜酸性粒细胞及病变内大量嗜酸性粒细胞浸润。它的存在表明木村病可能是一种过敏反应。不过，木村病真正的致病原因仍不明确。

　　木村病通常仅限于皮肤、淋巴结和唾液腺。但有报道木村病和肾病综合征存在可能的关联。

　　木村病主要发生于日本、中国及东南亚地区，最好发于颈部Ⅰ区、Ⅱ区淋巴结，其他部位的病例十分罕见。

　　**病例**　患儿男，12岁，发生于肘关节上方软组织的木村病。严重影响外观，但无疼痛（图3-27-1）。

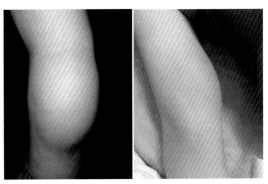

**图3-27-1**　木村病实物图

　　该病好发生于颈部Ⅰ区、Ⅱ区淋巴结，也可发生于软组织。可侵犯腮腺及颌下腺，但发生于上肢者确实罕见。局部放疗、免疫抑制剂、类固醇激素、抗过敏药物应用及手术等都是治疗选择，但易复发。该患儿已准备接受手术治疗。

患儿超声检查确实符合肉芽肿类表现，内部回声极不均匀。一部分病例血流呈典型门样分布，具有一定提示意义，另一部分病例血流分布则无规律。本例属于后者，血流丰富呈混合型（图3-27-2）。图3-27-3有点类似于淋巴结核病灶。

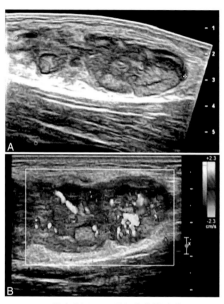

A.二维声像图；B.彩色多普勒声像图

**图3-27-2　木村病声像图**

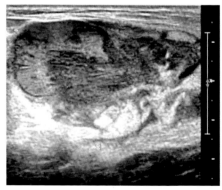

**图3-27-3　木村病声像图**

图 3-27-4 就很像树枝样分布的门型血流，是否提示该病与淋巴结组织有一定关联（因为本病又名为嗜酸性粒细胞增生性淋巴肉芽肿）。本例患儿外周血嗜酸性粒细胞明显增高。

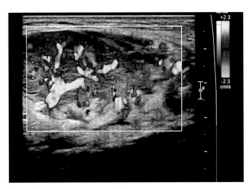

**图3-27-4** 木村病彩色多普勒声像图

图 3-27-5 为右侧病灶，双侧部位几乎对称，声像图也基本类似。

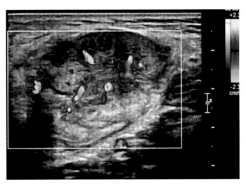

**图3-27-5** 木村病彩色多普勒声像图

因此，当青少年出现淋巴结及软组织的不均质结节，超声表现及生长介于良恶性之间，回声强度明显比淋巴瘤高，呈分叶状，应关注外周血嗜酸性细胞，考虑该病可能。

该患儿颈部扫查未发现病灶，这是特殊之处。该病还有一个临床特点，就是当服用激素时，部分病灶可以缩小，但不会治愈。本例也是如此。

# 参考文献

[1]　AHUJA A T，YING M，YUEN H Y，et al. "Pseudocystic" appearance of non-Hodgkin's lymphomatous nodes: an infrequent finding with high-resolution transducers. Clin Radiol，2001，56（2）: 111-115.

[2]　SOM P M，BRANDWEIN M，LIDOV M，et al. The varied presentations of papillary thyroid carcinoma cervical nodal disease: CT and MR findings. AJNR Am J Neuroradiol，1994，15（6）: 1123-1128.

[3]　AHUJA A T，YING M，HO S Y，et al. Ultrasound of malignant cervical lymph nodes. Cancer Imaging，2008，8（1）: 48-56.

[4]　AHUJA A T，YING M. Sonography of Neck Lymph Nodes. Part II: Abnormal Lymph Nodes. Clin Radiol，2003，58（5）: 359-366.

[5]　ESEN G. Ultrasound of superficial lymph nodes. Eur J Radiol，2006，58（3）: 345-359.

[6]　ASAI S，MIYACHI H，SUZUKI K，et al. Ultrasonographic differentiation between tuberculous lymphadenitis and malignant lymph nodes. J Ultrasound Med，2001，20（5）: 533-538.

[7]　R KHANNA，A D SHARMA，S KHANNA，et al.Usefulness of ultrasonography for the evaluation of cervical lymphadenopathy，World J Surg Oncol，2011，9 : 29.

[8]　YING M，AHUJA A，BROOK F，et al. Sonographic appearance and distribution of normal cervical lymph nodes in a Chinese population. J Ultrasound Medicine，1996，15（6）: 431-436.

[9]　FU X S，GUO L M，LV K，et al. Sonographic appearance of cervical lymphadenopathy due to infectious mononucleosis in children and young adults. Clinical Radiology，2014，69（3）: 239-245.

[10]　GIOVAGNORIO F，GALLUZZO M，ANDREOLI C，et al. Color Doppler Sonography in the Evaluation of Superficial

Lymphomatous Lymph Nodes. J Ultrasound Med，2002，21（4）：
403-408.

[11] MOLLER P，LENNERT K. On the angiostructure of lymph nodes
in Hodgkin's disease. An immunohistochemical study using the lectin
I of Ulex europaeus as endothelial marker. Virchows Arch A Pathol
Anat Histopathol，1984，403（3）：257-270.

[12] PICH A，STRAMINGNONI A，NAVONE R，et al. Angiogenic
activity of hyperplastic and neoplastic lymph nodes. Tumori，1988，
74（1）：7-10.

[13] KATAYAMA I，Pechet L. Letter: Classification of non-Hodgkin's
lymphomas. Lancet，1974，2(7890):405-408.

[14] VOSE，J M. Mantle cell lymphoma：2015 update on diagnosis，
risk-stratification，and clinical management. Am J Hematol，2015，
90（8）：740-745.

[15] 梁蓉，王哲，朱米娜，等. 23 例套细胞淋巴瘤患者临床特征及
预后相关因素分析. 中华血液学杂志，2016（37）：491-496.

[16] MPHIL M Y，ANIL T. Cervical lymphadenopathy：Sonographic
differentiation between tuberculous nodes and nodal metastases from
non-head and neck carcinomas. Journal of clinical ultrasound 1998，
26：383.

[17] LO W C，CHANG W C，LIN Y C，et al. Ultrasonographic
differentiation between Kikuchi's disease and lymphoma in patients with
cervical lymphadenopathy. Eur J Radiol，2012，81（8）：1817-1820.

[18] BAIK J，LEE K H，RYU J H，et al. Role of Real-Time
Elastography in the Evaluation of Cervical Lymph Nodes in Patients
with Kikuchi Disease. Ultrasound Med Biol. 2016，42（9）：2334-
2340.

[19] INSEON R，SANGIL S，HEN L Y，et al. Comparison
of Ultrasonographic Findings of Biopsy-Proven Tuberculous
Lymphadenitis and Kikuchi Disease. Korean J Radiol，2015，16（4）：
767-775.

[20] YOO J L，SUH S I，LEE Y H，et al. Gray scale and power
Doppler study of biopsy-proven Kikuchi disease. J Ultrasound Med，
2011，30（7）：957-963.

[21] KIM J Y，LEE H，YUN B A. Ultrasonographic findings of Kikuchi

cervical lymphadenopathy in children. Ultrasonography，2017，36：66-70.

[22] LEE K H，RYU J. Real-time elastography of cervical lymph nodes in Kikuchi disease. J Ultrasound Med. 2014，33（12）：2201-2205.

[23] NOZAKI T，MRITA Y，HASEGAWA D，et al. Cervical ultrasound and computed tomography of Kawasaki disease：Comparison with lymphadenitis. Pediatr Int. 2016，58（11）：1146-1152.

[24] TASHIRO N，MATSUBARA T，UCHIDA M，et al. Ultrasonographic Evaluation of Cervical Lymph Nodes in Kawasaki Disease. Pediatrics，2002，109（5）：E77.

[25] ARICO M，GIRSCHIKOFSKY M，GENEREAU T，et al. Langerhans cell histiocytosis in adults. Report from the International Registry of the Histiocyte Society. European Journal of Cancer，2003，39（16）：2341-2348.

[26] STOCKSCHLAEDER M，SUCKER C. Adult Langerhans cell histiocytosis. Eur J Haematol，2010，76（5）：363-368.

[27] YANG W T，CHANG J，METREWELI C.Patients with Breast Cancer：Differences in Color Doppler Flow and Gray-Scale US Features of Benign and Malignant Axillary Lymph Nodes1. Radiology，2000，215（2）：568-573.

[28] DEPENA C A，VAN TASSEL P，LEE Y Y. Lymphoma of the head and neck. Radiol Clin North Am 1990，28（4）：723-743.

[29] 纪小龙，尹彤. 套细胞淋巴瘤. 诊断病理学杂志，2000，03：211-213.

[30] BRUNETON J N，BALU-MAESTRO C，MARCY PY，et al. Very high frequency（13 MHz）ultrasonographic examination of the normal neck：detection of normal lymph nodes and thyroid nodules. J Ultrasound Med，1994，13（2）：87-90.

[31] HAJEK PC，SALOMONOWITZ E，TURK R，et al. Lymph nodes of the neck：evaluation with US. Radiology，1986，158（3）：739-742.

[32] SOLBIATI L，CIOFFI V，BALLARATI E. Ultrasonography of the neck. Radiol Clin North Am，1992，30（5）：941-954.

[33] YING M，AHUIA A. Sonography of neck lymph nodes. Part I：

normal lymph nodes.Clin Radiol. 2003，58（5）：351-358.

[34] SAGUIL A，FARGO M，GROGAN S. Diagnosis and management of Kawasaki disease. American Family Physician，2015，91（6）：365-371.

[35] KANEGAYE J T，et al. Lymph-node first presentation of Kawasaki disease compared with bacterial cervical adenitis and typical Kawasaki disease. J Pediatr，2013，162：1259-1263.

[36] 傅先水，任柳琼，杨丽娟，等 . 传染性单核细胞增生症颈部淋巴结病的超声表现 . 中国医学科学院学报，2015，3：722.